Dr. med. Ingrid Spona · Univ.-Prof. Dr. Jürgen Spona

Vitalquelle Aminosäuren

Antistress · Abnehmen · Sport

Dr. med. Ingrid Spona
Univ.-Prof. Dr. Jürgen Spona

Vitalquelle Aminosäuren

Antistress
Abnehmen
Sport

VERLAGSHAUS DER ÄRZTE

www.aerzteverlagshaus.at

1. Auflage 2012

ISBN: 978-3-99052-017-8

Umschlag: Lisa Hahsler, Deutsch-Wagram
Satz: Andrea Malek, www.malanda-buchdesign.at
Projektbetreuung: Mag. Michael Hlatky
Druck & Bindung: Ferdinand Berger & Söhne GmbH, 3580 Horn

Printed in Austria

Aus Gründen der leichteren Lesbarkeit – vor allem in Hinblick auf die Vermeidung einer ausufernden Verwendung von Pronomen – haben wir uns dazu entschlossen, alle geschlechtsbezogenen Wörter nur in eingeschlechtlicher Form – der deutschen Sprache gemäß zumeist die männliche – zu verwenden. Selbstredend gelten alle Bezeichnungen gleichwertig für Frauen.

Inhalt

Vorwort

Viel Eiweiß ist wichtig – Eiweiß ist gefährlich, man darf nicht zu viel davon zu sich nehmen – viele Kohlenhydrate sind sinnvoll – Kohlenhydrate muss man weglassen – Fette sind nützlich – Fette aller Art sind überaus schädlich – alle Lebensmittel sollen roh genossen werden – wenn man Gemüse nicht kocht, können die Nährstoffe nicht sinnvoll aufgenommen werden – der Bedarf an Nährstoffen kann auf jeden Fall durch die normale Ernährung gedeckt werden – ohne Nahrungsergänzung geht's nicht, man muss auf jeden Fall noch zusätzliche Vitalstoffe zuführen.

Für all diese Argumente gibt es überzeugte Befürworter und erbitterte Gegner. Zurück bleiben ratlose Menschen, die alles richtig machen und sich bewusst um ihre Gesundheit kümmern wollen, aber beim besten Willen nicht wissen, welchen Ratschlägen sie folgen sollen.

Wir werden versuchen, das Beste für Sie herauszufiltern, die wissenschaftlichen Erkenntnisse für Sie aufzubereiten und eine gültige Zusammenfassung für Sie zu erarbeiten, um Ihnen das Rüstzeug in die Hand zu geben, eine Richtlinie für bestmögliche Gesundheit und Wohlbefinden herauszufinden.

Dass Aminosäuren dabei eine zentrale Rolle spielen werden, können Sie schon dem Buchtitel entnehmen.

Folgen Sie also unserer Einladung: begeben wir uns gemeinsam auf die spannende Reise durch unseren Körper, unseren Stoffwechsel und lassen Sie uns dann Schlüsse ziehen und Erkenntnisse sammeln, die uns sicher in der Auswahl machen, was wir unserem Körper zur Verfügung stellen oder zumuten wollen oder anbieten sollen.

Nach einem kurzen zusammenfassenden Überblick über die Zusammensetzung unserer Ernährung werden wir uns den Mechanismen der Verdauung zuwenden. Anschließend finden Sie Porträts der einzelnen Aminosäuren und ihrer ganz spezifischen Wirkungen und spezielle Kommentare zu verschiedenen Ernährungsfragen.

Dann geht es ans Eingemachte: nämlich auf die Ebene, wo die Nährstoffe verwertet und ihren eigentlichen Aufgaben zugeführt werden, in den Stoffwechsel.

Geleitwort Hermann Maier

Es war im Frühjahr 2010, ein knappes halbes Jahr, nachdem ich meine Karriere als Weltcupfahrer beendet hatte. Mit Freunden verbrachte ich einen gemütlichen Skitag, als Artur Trost, der Arzt meines Vertrauens, einen Anruf vom damaligen Fernsehdirektor Elmar Oberhauser erhielt.
Oberhauser erkundigte sich, ob ich körperlich und trotz meines nach dem Motorradunfall deformierten rechten Unterschenkels in der Lage wäre, einen Gewaltmarsch zum Südpol zu absolvieren. Trost sah aus medizinischer Sicht kein Problem und wandte sich an mich. Ja, sagte ich spontan, die Antarktis, das wär was, da war ich noch nie.
So nahm das Abenteuer seinen Lauf. Eine völlig neue Herausforderung, mit nichts, was ich bis dahin unternommen hatte, vergleichbar. Und dennoch war mir bewusst, dass ich mir die Erfahrungen, die ich als Sportler gesammelt hatte, zunutze machen musste.
Von Beginn der Vorbereitungen an galt der richtigen Ernährung unter widrigen Umständen, in der höchstgelegenen, größten, trockensten und natürlich kältesten Wüste der Erde mein Hauptaugenmerk. Würden mein Team und ich in der Lage sein, bei großen Anstrengungen genügend Kalorien zu uns zu nehmen?
Mir war jedenfalls klar, dass eine Dose Vitalogic ins Gepäck musste.

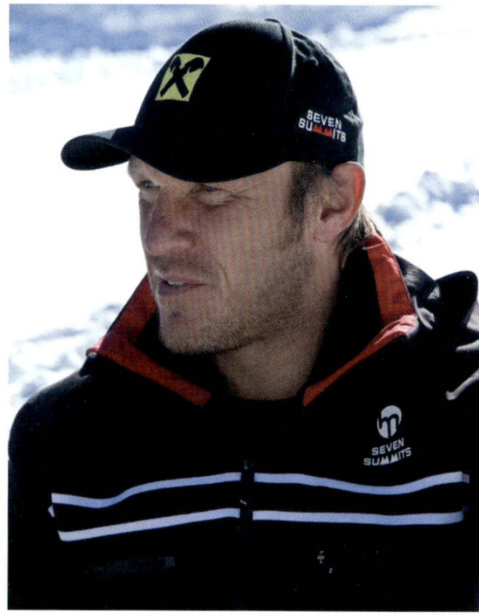

Schon während meiner Skikarriere vertraute ich dem Aminosäuregemisch. Nun stand ihm der Härtetest unter extremsten Bedingungen in der Antarktis bevor. Und ich kann jetzt sagen: Es hat sich bestens bewährt.

Es konnte zwar nichts daran ändern, dass wir nicht in der Lage waren, den täglichen Kalorienbedarf zu decken und alle ordentlich an Körpergewicht einbüßten. Aber sonstige Mangelerscheinungen traten nicht auf. Und vor allem war ich in der Lage, knapp bemessene Ruhepausen während des Wettlaufs gegen das deutsche Team kurz zu halten und rasch zu regenerieren.

Auch einem Teamkollegen verordnete ich, als er mit den Kräften schon ziemlich am Ende war, seine Ration meiner Vitalogic-Mischung. Und es half, was meine Überzeugung weiter festigte. Bei dem Produkt aus dem Hause Spona handelt es sich um etwas ganz Besonderes.

Hermann Maier

Einige Grundlagen

Hier erfahren Sie Näheres darüber, wie unsere Nahrung zusammengesetzt ist, welche Funktionen die einzelnen Bestandteile haben und welch wichtige Rolle Aminosäuren im großen Konzert unserer Körperfunktionen spielen.
In diesem Kapitel werden Sie auch viele Begriffe finden, die schlagwortartig immer wieder im Zusammenhang mit Ernährung auftauchen und die Sie dann in den richtigen Zusammenhang stellen können.

Die Bestandteile unserer Nahrung:

- Proteine
- Fette
- Kohlenhydrate
- Vitamine
- Mineralien und Spurenelemente
- sekundäre Pflanzenstoffe
- Ballaststoffe

Bei den drei Hauptbestandteilen, nämlich den Proteinen, Fetten und Kohlenhydraten, werden wir jeweils ihre Strukturen und speziellen Aufgaben näher beleuchten.

Was sind Proteine?

Der Name leitet sich von dem griechischen Wort: protos (= der Erste) ab und es sollte damit schon die Wichtigkeit der Proteine betont werden. Oder deren häufiges Vorkommen.

Immerhin bilden sie nach Wasser die am häufigsten vorkommende Substanzklasse im menschlichen Körper. Wir werden sie jedenfalls dementsprechend ausführlich behandeln.

Proteine sind für das Leben spezifisch, kommen also nur in Strukturen vor, die wachsen und sich vermehren. Ihre Besonderheit gegenüber Fetten und Kohlenhydraten liegt in einem einzigen chemischen Element: Sie enthalten zusätzlich Stickstoff.

Dieses Element zeichnet also offensichtlich lebende Strukturen aus und ist für diese unentbehrlich.

Wie hat das Leben auf unserer Erde begonnen? Was macht das Leben eigentlich aus?

Nur der Stickstoff vermutlich doch nicht. Aber was sonst?

Zu dieser Frage haben sich Theologen, Philosophen, Geologen, Astronomen, Biologen, Chemiker und noch viele andere Gedanken gemacht. Wir wollen an dieser Stelle einmal die Naturwissenschaftler zu Wort kommen lassen, wobei man vorausschicken muss: Eine bis ins Letzte schlüssige Antwort kommt auch aus dieser Ecke nicht. Es gibt zwar Definitionen, was das Leben aus Sicht der Naturwissenschaft ausmacht, dass nämlich Proteine und Nukleinsäuren – das sind die Träger der Erbsubstanz – in einer bestimmten Art und Weise miteinander reagieren müssen, dass sie wachsen und sich reproduzieren können. Eine in sich nicht sehr stringente und elegante Feststellung.

Es wurde auch versucht, eine Art „Rezept des Lebens“ zu definieren. Als die Hauptzutaten wurden Kohlenstoff, Wasserstoff und Sauerstoff herausgearbeitet. Dies trifft auch auf unsere Erdatmosphäre zu und die lebt ja bekanntlich nicht. Vielleicht macht es doch die Prise Stickstoff, Schwefel und Phosphor aus, die bei lebenden Organismen noch zusätzlich vorkommt?

Was sind nun die (wenn auch sehr weichen) Fakten? Man nimmt an, dass das Leben auf unserem Planeten vor rund vier Milliarden Jahren begonnen hat. Aber wie? Welche Voraussetzungen muss es auf einem Planeten geben, damit Leben entsteht oder überhaupt möglich ist?

Ein berühmtes Experiment wurde Anfang der 1950er Jahre von Stanley Miller in Chicago durchgeführt: Er bildete die Atmosphäre aus Methan, Kohlendioxid und Wasserdampf solcherart nach, wie man sich diese quasi als Uratmosphäre vorgestellt hatte. In diesem Gemisch ließ er blitzartig eine elektrische Entladung erfolgen und nach einer Woche bildete sich am Boden des Gefäßes eine bräunliche Flüssigkeit. Diese wurde dann analysiert und dabei zeigte sich, dass unter anderem Aminosäuren nachweisbar waren. Also wurden wenigstens schon die Bausteine des Lebens gebildet. Dieses „Gebräu“ wurde dann als „Ursuppe“ bezeichnet, vermutlich analog zum Urknall.

Das war zwar schon sehr spannend, aber letztlich nicht wirklich befriedigend. Die Wissenschaft entwickelte sich weiter und mit fortschreitendem Verständnis molekularbiologischer Vorgänge begab man sich auf die Suche nach einem bestimmten Molekül. Es sollte einfach genug sein, um durch physikalische Vorgänge entstanden sein zu können und kompliziert genug, um größer zu werden und um sich zu vermehren. Zu Beginn unseres Jahrtausends war es so weit: Wissenschaftler konnten eine RNA synthetisieren, die sich aus eigener Kraft vervielfältigen konnte, ohne anderes Protein und ohne die Hilfe anderer Zellen. Wobei natürlich noch immer die Frage offen bleibt, wie denn DIESE RNA entstanden ist. Der Harvard-Professor Andrew Knoll stellte dazu sinngemäß folgende Überlegungen an: „Wir wissen nicht, wie schwierig es ist, von den Bausteinen zu einem komplizierten Bauwerk des Lebens, wie zum Beispiel zu einem lebenden Bakterium, zu kommen. Wir wissen, dass es passierte, also ist es möglich. Wir wissen nicht, ob das ungewöhnlich ist und nur auf der Erde passierte oder ob das etwas ist, was im Universum immer und immer wieder passiert. Ich finde das ist nicht allzu schwierig. Es ist ziemlich einfach, Moleküle zu generieren, die Basen in der DNA oder Aminosäuren in Proteinen sind. Dazu noch ein paar Fettsäuren als Zellhüllen. Alles ganz einfach. Schwieriger wird es, und das hat bisher noch niemand herausgefunden, wie man diese Moleküle zur Zusammenarbeit bewegt. Wie kommt man von einem kleinen warmen Gewässer, in dem Aminosäuren und Fettsäuren schwimmen, zu etwas, wo Nukleinsäuren Proteine dazu bringen, Zellmembranen zu bilden? Ich bin nicht sicher, ob wir in unserem Verständnis, wie all dies geschieht, schon sehr weit gekommen sind."

Vielleicht hilft zum Abschluss dieses kleinen Exkurses ein Zitat von Albert Einstein weiter: **„Falls Gott die Welt geschaffen hat, war seine Hauptsorge sicher nicht, sie so zu machen, dass wir sie verstehen können."**

Kehren wir nun nach diesem philosophisch-naturwissenschaftlichen Ausflug zu unseren Proteinen zurück.

Proteine sind aus Aminosäuren aufgebaut. Vorneweg sei nur einmal gesagt: Es gibt 20 Aminosäuren, aus denen eine schier unendliche Zahl von Proteinen gebildet wird. Auch da ist sich die Wissenschaft wieder uneinig. Die Annahme reicht von mindestens 50.000 bis zu mehreren Millionen verschiedener Proteine. Alle biologischen Strukturen können als Proteinstrukturen gesehen werden.

Wie sind Proteine aufgebaut?

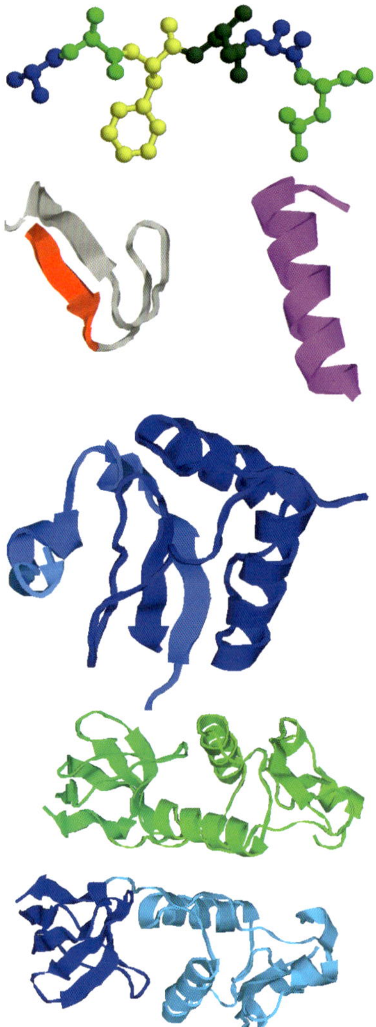

Primärstruktur

Die Primärstruktur eines Proteins beschreibt, in welcher Reihenfolge die Aminosäuren auf einer Kette aufgefädelt sind. Beim Insulin besteht die Aminosäure-Sequenz beispielsweise aus zwei Ketten, die aus 21 bzw. 30 Aminosäuren bestehen. Für die Entdeckung dieser Struktur erhielt Frederick Sanger 1958 den Nobelpreis für Chemie. Es war das erste Protein, das exakt bestimmt werden konnte. Als sensationell galt die Erkenntnis, dass Proteine überhaupt eine fixe Aminosäurenfolge aufweisen. Bis dahin galt ein Protein eher als eine Art amorphe Masse. Das ist noch nicht lange her und doch für uns heute absolut unvorstellbar.

Bis zu einer Kettenlänge von 100 Aminosäuren spricht man von einem Peptid, darüber von einem Protein. Diese Einteilung ist willkürlich.

Das längste derzeit bekannte Protein im menschlichen Körper ist Titin. Es besteht aus 34.350 Aminosäuren, ist ein Bestandteil des Muskelgewebes und für dessen Stabilität verantwortlich.

Darstellung der vier Ebenen der Proteinstruktur: *Die Primärstruktur eines Proteins ist seine Aminosäurefolge, gezeigt ist der Ausschnitt ALFVA; darunter die Sekundärstruktur, links ein beta-Schwanz, rechts eine alpha-Glied. Die Tertiärstruktur (blau) bezeichnet die dreidimensionale Struktur einer Aminosäurekette. Lagern sich mehrere solcher Ketten zu einem Proteinkomplex zusammen, wird dies auch als Quartärstruktur bezeichnet. Tertiär- und Quartärstruktur sind hier in der Cartoon-Darstellung gegeben, die den ungefähren Verlauf des Backbone (Proteinrückgrat) anzeigt. Die Proteinoberfläche ist hier nicht dargestellt. (Quelle: Wikipedia)*

Sekundärstruktur

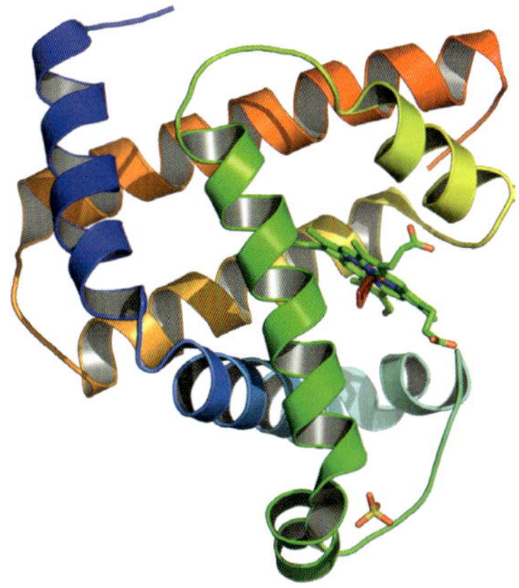

Diese entsteht in weiterer Folge, wenn Brücken zwischen Wasserstoffatomen entstehen. Diese Brücken stabilisieren diese Sekundärstruktur. Es bilden sich dann zum Beispiel Spiralen oder Faltblätter, wobei die sich daraus ergebenden Winkel für den spezifischen Bauplan eines Proteins entscheidend sind.

Tertiärstruktur

Die Abbildung zeigt die 3D-Darstellung des Myoglobins, eines Muskelproteins. Die korrekte Faltung ist die unabdingbare Voraussetzung für das optimale und fehlerfreie Funktionieren eines Proteins. Es gibt sogar eigene Hilfsproteine, die Chaperone, die die Aminosäuren, bildlich gesprochen, an der Hand nehmen und diese an der richtigen Stelle untereinander verkuppeln, um diese 3D-Strukturen perfekt zu organisieren. Erst dann ist die biologische Funktion bestimmt. Die Möglichkeiten der Faltung sind schier unendlich und der Code, der die Faltung regelt, ist nach wie vor ein großes Mysterium der Wissenschaft.

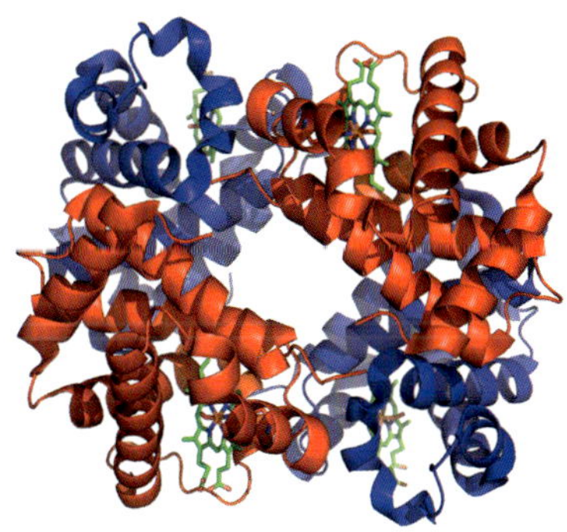

Alle Versuche, hier Gesetzmäßigkeiten zu entdecken, sind bisher nicht von Erfolg gekrönt gewesen.

Quartärstruktur

Sie beschreibt die Struktur eines Proteins, das aus mehr als einer Kette besteht und definierte Komplexe bildet. Die Abbildung zeigt das Hämoglobin, den roten Blutfarbstoff, das aus vier Proteinen besteht.

Kleine Ursache – große Wirkung: Schon minimale Veränderungen an der Struktur eines Proteins können fatale Folgen haben

Dazu einige Beispiele

■ Sichelzellanämie

Bei dieser Erbkrankheit handelt es sich um eine Form der Blutarmut. Ursache ist ein einziger Fehler in der Abfolge der Aminosäuren im roten Blutfarbstoff, dem Hämoglobin. Eine einzige Aminosäure an einer falschen Stelle in diesem großen Eiweißkörper hat zur Folge, dass diese miteinander verklumpen und so die kleinen Blutgefäße für das sauerstofftragende Hämoglobin unpassierbar werden. Daher werden die Organe nicht ausreichend mit Sauerstoff versorgt und starke Schmerzen können die Folge sein.

■ Cystische Fibrose

Auch sie ist eine Erbkrankheit. Dabei sind die schleim- und schweißbildenden Drüsen betroffen. Durch fehlenden Wassereinstrom bilden all diese Drüsen einen sehr dickflüssigen zähen Schleim. In der Folge treten gehäuft massive Infekte des Atemtraktes auf und durch eine entsprechend eingeschränkte Funktion der Verdauungsdrüsen sind die Verdauung und Aufnahme der Nahrung durch den Darm und damit die Versorgung des gesamten Organismus stark beeinträchtigt.
Ursache ist ein Protein. Durch das Fehlen einer einzigen Aminosäure wird es nicht korrekt gefaltet.

■ APC-Resistenz

Dies ist die häufigste Störung der Blutgerinnung und für eine erhöhte Thromboseneigung verantwortlich. Wieder ist eine einzige Aminosäure an der falschen Stelle schuld daran: In diesem Fall Glutamin statt Arginin.

Welche Aufgaben haben Proteine?

Sie bilden hauptsächlich die verschiedenen Körperstrukturen. Das erklärt auch, dass Proteine nach Wasser am häufigsten im Organismus vorkommen.

Strukturproteine

Diese Proteine bilden das Gerüst von Zellen und Geweben im gesamten Körper. Beispiele sind:

- Keratin (Haare, Nägel),
- Kollagen (Haut, Knorpel, Knochen),
- Elastin (Haut, Bänder).

Bewegungsproteine

Aktin und Myosin sind als Muskelproteine für die Bewegung zuständig. Sie erfüllen diese Aufgabe, indem sie chemische in mechanische Energie umwandeln.

Enzyme

Sie bilden vermutlich die größte Gruppe an Proteinen und sind für sämtliche Stoffwechselvorgänge in jeder einzelnen Zelle verantwortlich. Sie katalysieren diese. Das bedeutet, dass sie diese Reaktionen unterstützen und beschleunigen, indem sie als Hilfsstoffe sogar selbst an der chemischen Reaktion teilnehmen, aber sie selbst dabei nicht verändert werden. Namentlich erkennt man diese Proteine an den Silben -ase(n) am Ende des Namens, also zum Beispiel Transferasen, Dehydrogenasen, Polymerasen.

Hormone

Diese steuern Vorgänge im Organismus wie Wachstum, Stoffwechselvorgänge, Sexualzyklen oder den Schlaf-Wach-Rhythmus.

Beispiele: Insulin, Wachstumshormon, Prolaktin, aber auch die Endorphine, die in der Hirnanhangdrüse gebildet werden und bei der Schmerzregulation und Gefühlen wie Euphorie (z.B. runners high) eine Rolle spielen.

Rezeptoren

Diese übersetzen chemische und physikalische Reize, die von einer Zelle empfangen werden, für eine andere Zelle, meistens eine Nervenzelle. Ein prominentes Beispiel dafür ist Rhodopsin, das auf die Netzhaut auftreffende Lichtsignale für die Zellen des Sehnervs verständlich macht. Diese wiederum leiten dann diese Botschaft an das Gehirn weiter.

Transportproteine

Diese Proteine speichern Substanzen oder auch Ionen im Blutplasma oder transportieren sie durch die Zellmembranen. Hämoglobin transportiert Sauerstoff, Albumin die Fettsäuren und Cytochrom C die Elektronen der sogenannten Atmungskette.

Immunglobuline

Diese Proteine haben als Antikörper wichtige Funktionen im Rahmen des Immunsystems.

Speicherproteine

Ein Beispiel dafür ist Ferritin, wo Eisen an ein Protein gebunden wird und so im Körper gespeichert werden kann.

Fette

Chemisch gesehen bestehen die Fette, die für unsere Nahrung geeignet sind, aus je einem Molekül Glycerin (ein Alkohol) und in der Regel drei Fettsäuren. Dies führt zu den aus jedem Routine-Blutbefund bekannten Triglyceriden.

Die Einteilung ist etwas verwirrend, da es dafür verschiedene Kriterien gibt. Wir werden diese jetzt kurz erläutern, da diverse Begriffe durch Literatur und Medien geistern und es teilweise schwierig und unklar ist, diese einzuordnen.

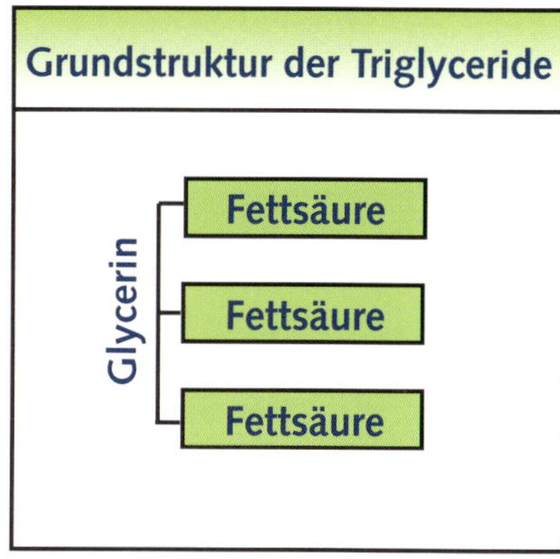

Eine einfache Unterscheidung am Anfang:
Je nach Ursprung sprechen wir von

- tierischen (zum Beispiel Butter) und
- pflanzlichen (zum Beispiel Kokosfett)

Fetten.

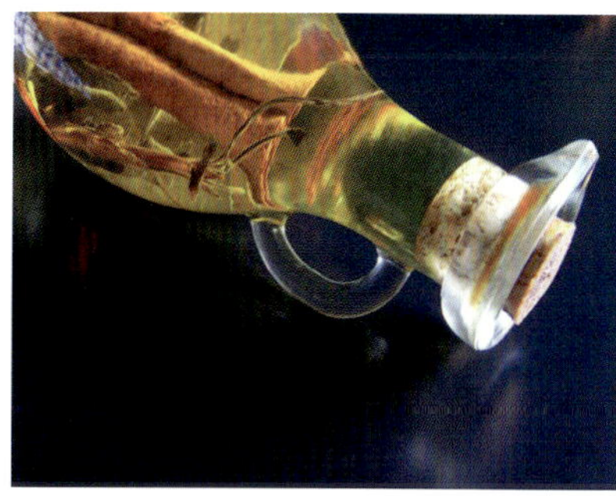

Ein weiteres Einteilungskriterium ist die von der Anzahl der Kohlenstoff-Atome abhängige Kettenlänge der Fettsäure. Bei bis zu vier Atomen sprechen wir von kurzkettigen Fettsäuren.
Mittelkettige Fettsäuren enthalten sechs bis zwölf Kohlenstoffatome, langkettige mehr als zwölf.
Beispiele für kurzkettige Fettsäuren sind die Buttersäure in der Butter, mittelkettige sind in der Natur sehr selten, sie finden sich in einer gewissen Konzentration im Kokosnussöl, und langkettige sind der Großteil unserer Nahrungsfette.

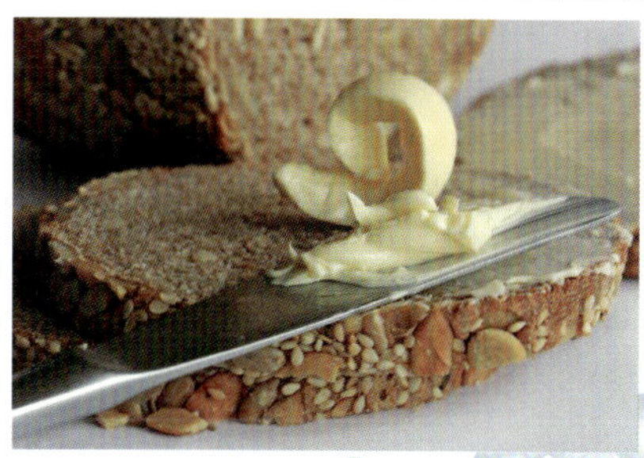

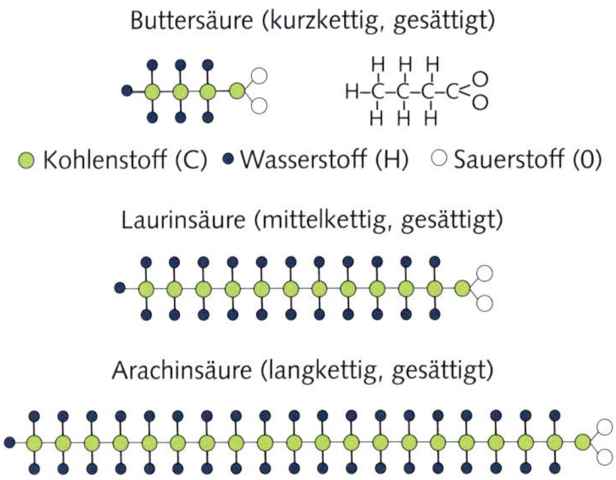

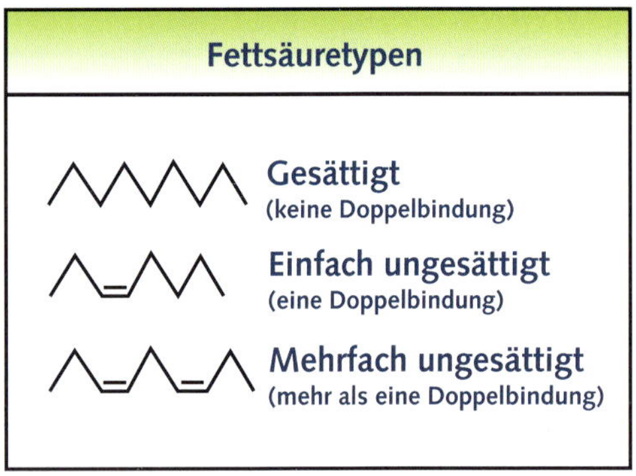

Fettsäuren lassen sich in gesättigte oder einfach beziehungsweise mehrfach ungesättigte einteilen. Wenn jedes Kohlenstoffatom einer Fettsäuren-Kette durch ein Wasserstoffatom abgesättigt ist, handelt es sich um eine sehr stabile Verbindung und wir sprechen von gesättigten Fettsäuren. Beispiele hierfür sind Butter, Kokosfett, Palmfett oder Hartkäse.

Einfach ungesättigte Fette haben an einer Stelle eine Doppelbindung der Kohlenstoffatome. Diese Bindung ist nicht sehr stabil, und diese Fette haben nachgewiesenermaßen einen positiven Effekt auf den Cholesterin-Spiegel. Sie senken das schädliche LDL und erhöhen das „gute" HDL. Beispiele sind Oliven- oder Rapsöl, Avocados und Nüsse.

Mehrfach ungesättigte Fette enthalten an mehreren Stellen die Kohlenstoffatom-Doppelbindungen. Sie sind also sehr reaktionsbereit und haben nachgewiesene entzündungshemmende Eigenschaften.

Sie sind essentiell, müssen also dem Körper zugeführt werden, da er diese nicht selbst herstellen kann. Reichlich enthalten sind sie in Sonnenblumen- und Distelöl und in fetten Kaltwasserfischen.

Omega-3-Fettsäuren und Transfette

Omega-3-Fettsäuren sind der Star unter den ungesättigten Fettsäuren. Der Name leitet sich von der Position der ersten Doppelbindung ab, wobei vom Ende der Fettsäure her gezählt wird. Omega ist der letzte Buchstabe im griechischen Alphabet. Im Falle der Omega-3-Fettsäuren ist diese Doppelbindung an der drittletzten Position.

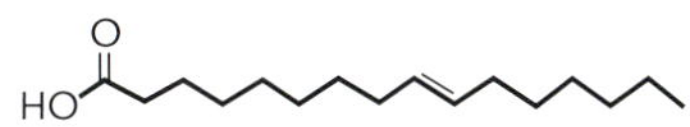

trans-Palmitoleic acid

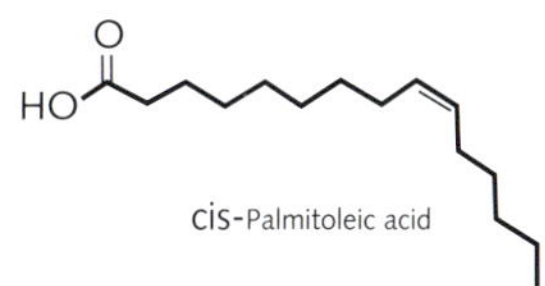

cis-Palmitoleic acid

Sie kommen reichlich in Leinöl, Lachs, Sardinen und Hering vor.

Analog dazu ist sie bei den Omega-6-Fettsäuren an der 6. Position vom Ende weg gezählt. Omega-6-Fettsäuren sind reichlich in Sonnenblumen- und Maiskeimöl enthalten.

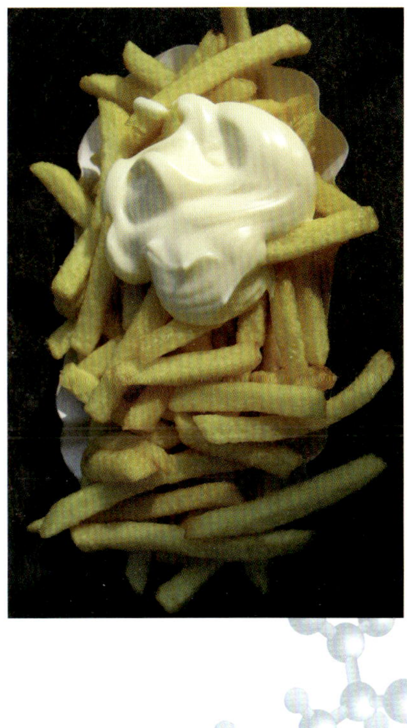

Zu guter Letzt noch ein Begriff: Transfette. Diese stehen in dringendem Verdacht, an der Auslösung von Gefäßkrankheiten ursächlich beteiligt zu sein. Diese Fettsäuren sind gewissermaßen in sich verdreht und kommen in der Natur nicht vor.

Sie entstehen erst bei industrieller Verarbeitung, und zwar vor allem dann, wenn ursprünglich flüssige Fette, also Öle, in eine feste Form umgewandelt werden – speziell beim Erhitzen industrieller Fette. Meiden Sie also möglichst solche verarbeiteten Lebensmittel, die als Inhaltsstoffe „gehärtete pflanzliche Fette" oder auch „teilweise gehärtete Fette" ausweisen. In einigen Ländern sind Nahrungsmittel, die mehr als zwei Prozent Transfette beinhalten, vom Gesetzgeber verboten!

Welche Aufgabe haben Fette?

- Fette stellen dem Organismus auf kleinstem Raum viel Energie zur Verfügung. Sie sind die energiereichsten Nahrungsmittel. Auch die Energiespeicherung für Notzeiten findet letztlich in Form von Fetten statt.
- Durch Fettgewebe werden auch wichtige Organe mechanisch geschützt.
- Ohne Fette hätte der Organismus die lebenswichtigen fettlöslichen Vitamine nicht zur Verfügung.
- Aus Fetten sind sämtliche Zellwände aufgebaut und sie sind die Ausgangssubstanz für die Bildung von Geschlechtshormonen und entzündungshemmenden Gewebshormonen.
- Omega-3-Fettsäuren verbessern unter anderem die Fließeigenschaften des Blutes und leisten so einen wichtigen Beitrag zur Gefäßgesundheit.
- Und last but not least sind sie der Geschmacksträger unserer Nahrung.

Kohlenhydrate

Kohlenhydrate sind, chemisch gesehen, organische Verbindungen, die ausschließlich aus Sauerstoff (O), Wasserstoff (H) und Kohlenstoff (C) bestehen.
Wir werden nun versuchen, die Begriffe, die immer wieder in verschiedenen Zusammenhängen auftauchen, zu klären und einzuordnen.

ß-D-Glucose

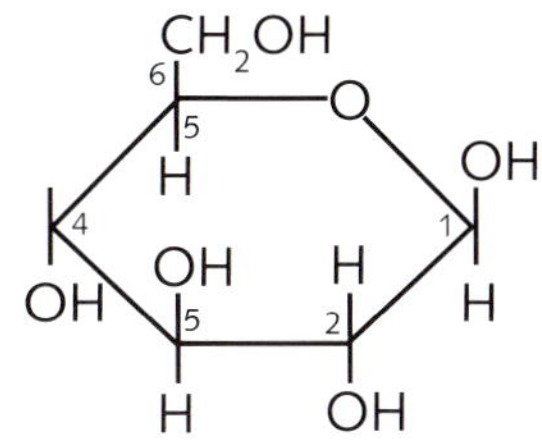

Synonym für den Begriff Kohlenhydrate ist der Begriff Saccharide. Damit kommen wir auch schon zur gängigen Einteilung:

- **Monosaccharide** – bestehen aus einem Baustein
  Glukose – Traubenzucker
  Fruktose – Fruchtzucker
  Galaktose

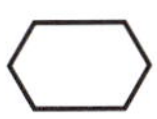

- **Disaccharide** – bestehen aus zwei Bausteinen
  Saccharose – Haushaltszucker
  Laktose – Milchzucker
  Maltose – Malzzucker

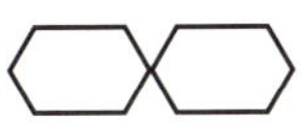

- **Oligosaccharide** – bestehen aus bis zu zehn Bausteinen
  Dextrine
  Maltotriose

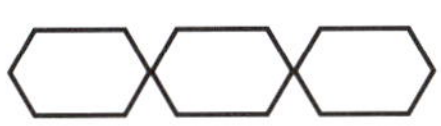

- **Polysaccharide** – bestehen aus über zehn Bausteinen, es können bis zu mehrere 1000 sein
  Stärke – pflanzlich
  Glykogen – tierisch

Was ist ihre Aufgabe?

Kohlenhydrate dienen zum allergrößten Teil der Energiezufuhr. Das im menschlichen Organismus hauptsächlich verwendete Kohlenhydrat ist die Glukose, der Traubenzucker. Das Gehirn kann zum Beispiel ausschließlich Zucker zur Energiegewinnung verwenden. Es gibt zusätzliche Speicher für Kohlenhydrate, nämlich die Glykogenspeicher in Leber und Muskeln.
Kohlenhydrate bilden in der Regel den Hauptteil unserer Nahrung, weltweit gesehen ist der relative Kohlenhydratanteil wahrscheinlich sogar noch höher.
Interessant und durchaus überraschend ist aber, dass Kohlenhydrate für den menschlichen Organismus nicht essentiell sind. Und das, obwohl das Gehirn ausschließlich Glukose verwerten kann! Das bedeutet, dass wir gut ohne ein einziges Kohlenhydrat auskommen können. Der Körper kann sowohl aus Fetten als auch aus Eiweißstoffen Glukose bilden. Diese beiden Nahrungsbestandteile sind übrigens essentiell.

Vitamine

Vitamine sind unverzichtbare Hilfsstoffe des Stoffwechsels. Ihre Hauptaufgabe ist es, die Enzyme bei ihren zahlreichen Aufgaben tatkräftig zu unterstützen. Pflanzen können die Vitamine selbst herstellen, dem menschlichen Körper müssen sie zugeführt werden, sie sind also essentieller Nahrungsbestandteil.
Wir unterscheiden die fettlöslichen Vitamine A, E, D und K und die restlichen wasserlöslichen Vitamine.

Mineralien

Auch sie sind unentbehrlich. Ohne Calcium, Magnesium, Kalium, Natrium, Phosphor, Eisen, Selen und Zink, um nur die Wichtigsten zu nennen, kann unser Stoffwechsel nicht ordnungsgemäß funktionieren.

Sekundäre Pflanzenstoffe

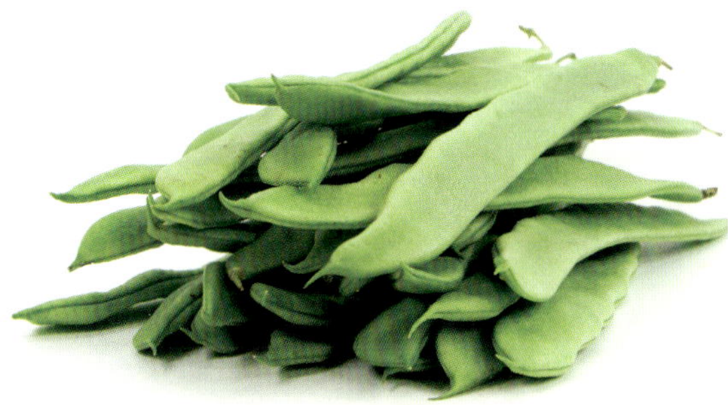

Wie der Name schon sagt, kommen die sekundären Pflanzenstoffe hauptsächlich in Pflanzen vor. Sie dienen diesen zumeist als Abwehrstoffe gegen feindliche Angreifer. Einige von ihnen sind richtig giftig. Zum Beispiel die Lignine in den Bohnen, die allerdings beim Kochen ihre Giftigkeit völlig verlieren. Das ist, abgesehen von Geschmack und deren Konsistenz, ein guter Grund, Bohnen nicht roh zu essen.
Das Problem für unsere Ernährung ist, dass diese Stoffe in der Pflanze erst ganz am Schluss ihres Reifungsprozesses gebildet werden, sie geben in der Regel die Farbe. Das bedeutet, dass bei unserer heutigen Lebensmittellogistik, wo nämlich Obst und Gemüse grün geerntet und dann bis zum Verzehr wochen- oder sogar monatelang im Kühlhaus gelagert und bei Bedarf dann künstlich gereift werden, diese so wertvollen Stoffe meistens verloren gehen. Dazu kommt, dass wegen der Verbrauchergewohnheiten der bittere Geschmack möglichst herausgezüchtet wird.
Ihre Bedeutung wurde erst in jüngster Zeit erkannt. Dabei ist diese für den Menschen wirklich groß. Sie können folgendermaßen wirken:

- antibakteriell, antiviral
- immunmodulierend
- antioxidativ
- antikanzerogen.

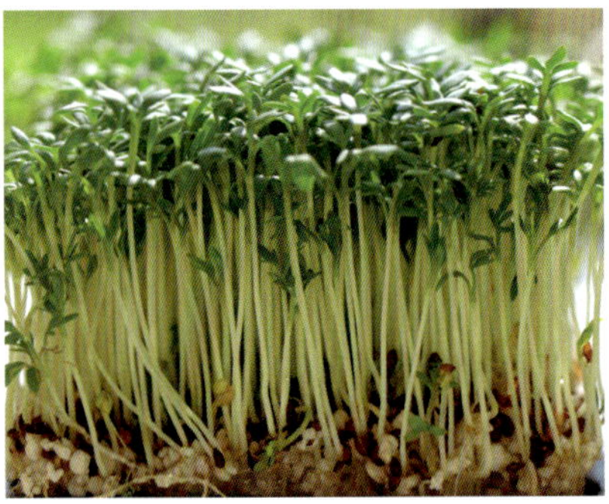

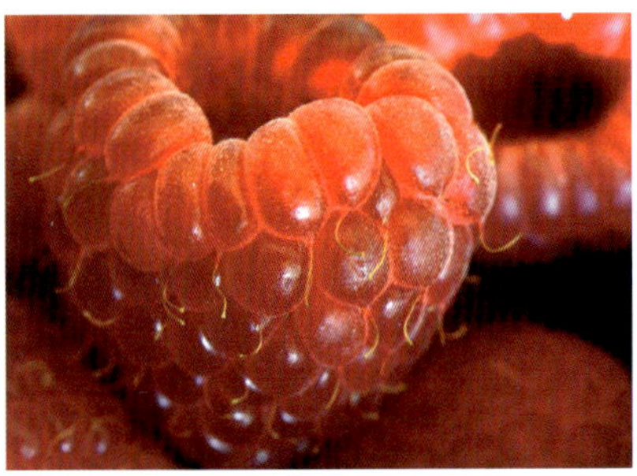

Die letzte Wirkung ist wohl besonders sensationell, konnte aber zum Beispiel für die Salvestrole in wissenschaftlichen Studien eindeutig nachgewiesen werden.
Hier finden Sie einige Namen von sekundären Pflanzenstoffen, die Liste ist willkürlich und unvollständig:

- Carotinoide in Karotten
- Xanthophyllin in Kresse, Spinat, Kohl
- Polyphenole in Heidelbeeren, Rotwein
- Flavonoide in Äpfeln, Zitrusfrüchten
- Phytosterine in Sonnenblumenkernen
- Salvestrole in roten Früchten, Mittelmeerkräutern, grünem bitteren Gemüse (Kohl)

Ballaststoffe

Ballaststoffe sind Stoffe, die überhaupt nicht oder nur zu einem sehr kleinen Teil im Verdauungstrakt abgebaut werden. Sie sind aber eine unverzichtbare Verdauungshilfe, da sie im Darm vermehrt Flüssigkeiten binden und daher aufquellen und so für einen geregelten Stuhlgang sorgen. Sie binden auch für den Darm und hiermit für den Organismus unverträgliche Stoffe und transportieren sie ab.

Aminosäuren

Die eigentlichen Bausteine des Lebens bestehen aus 20 Aminosäuren und der Organismus bildet eine schier unglaubliche Anzahl an verschiedenen Strukturen. Die Wissenschaft ist sich nicht einig, wie viele es genau sind, aber von mindestens 100.000 muss man auf jeden Fall ausgehen.

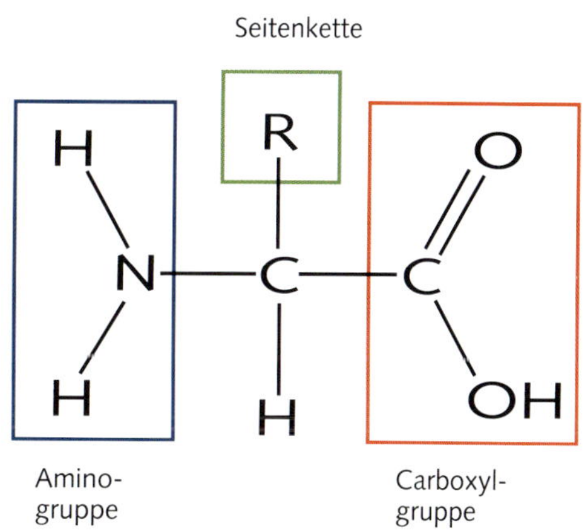

Was ist nun das Besondere? Was macht sie aus?

Am Beginn einmal eine wichtige Feststellung: Der Begriff Säure ist irreführend und hat in Bezug auf unseren Körper einen negativen Beigeschmack – Begriffe wie Übersäuerung sind allgegenwärtig und rufen negative Assoziationen hervor.

Aminosäuren haben, chemisch gesehen, eine sogenannte Säure-Gruppe namens COOH. Sie wird auch Carboxyl-Gruppe genannt. Diese reagiert tatsächlich sauer, indem sie ein Proton abgeben kann. Sie hat aber auch eine Aminogruppe NH_2, die basisch reagiert, also ein Proton aufnehmen kann. Damit ist der Name Aminosäure erklärt.

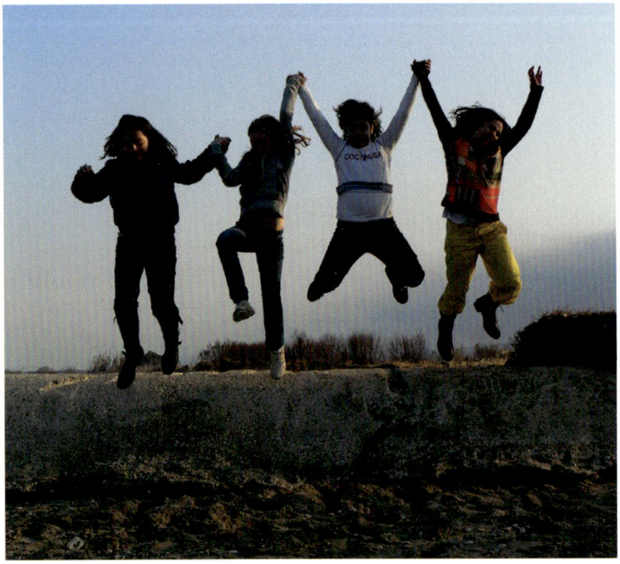

Von den 20 Aminosäuren reagieren 15 neutral, 3 basisch und nur 2 tatsächlich sauer. Als Besonderheit haben sie, wie schon im Übersichtskapitel Proteine ausgeführt, zusätzlich zu Sauerstoff, Wasserstoff und Kohlenstoff ein viertes Element in ihrem chemischen Bauplan: den Stickstoff, durch ein N symbolisiert. Er wurde gegen Ende des 18. Jahrhunderts von einem Schotten, Daniel Rutherford, entdeckt.

Er konnte als Erster Stickstoff isolieren. Heute wissen wir, dass 80 Prozent der Erdatmosphäre aus Stickstoff besteht. Rutherford entdeckte ihn, indem er unter einer fest abgeschlossenen Glaskuppel Mäuse hielt und dieser Atmosphäre zuerst Sauerstoff und dann Kohlenstoff entzog. Was übrig blieb, war Stickstoff, der natürlich für die armen Mäuse zum Atmen alleine nicht ausreichte. Daher sollte der Stickstoff ursprünglich Azote (griech: das Leben nicht unterhaltend) heißen. Es fand sich letztlich glücklicherweise ein anderer Name, da Stickstoff ja immerhin das Element ist, das die Bausteine des Lebens charakterisiert.

Zur Einführung einmal einige trockene Fakten:

Es gibt essentielle Aminosäuren (ein kleines Wortspiel: Man muss sie essen). Das sind diejenigen, die dem Körper unbedingt zugeführt werden müssen, da er sie nicht selbst erzeugen kann. Die nicht essentiellen kann der Organismus aus den essentiellen selbst herstellen. Der Begriff essentiell trifft also keine Aussage bezüglich der Wichtigkeit der einzelnen Aminosäuren.

WICHTIG SIND SIE ALLE!

In der nachfolgenden Tabelle finden Sie die 20 Aminosäuren, die am Aufbau der Körperstrukturen beteiligt sind, aufgezählt.

AMINOSÄURE	ESSENTIELL / NICHT ESSENTIELL	AUFGABE/ WIRKUNG	ENTHALTEN IN
ARGININ	Essentiell unter bestimmten Bedingungen	• Vorstufe von NO • Erweitert die Blutgefäße • Stimuliert Ausschüttung von Wachstumshormon	Nüsse, Fleisch, Fisch, Soja, Weizenkeime, Vollreis, Hafer
BCAA´S Leucin, Isoleucin, Valin	Essentiell	• Steigern Proteinsynthese in den Muskeln • Verhindern Muskelabbau • Können Glukose zwecks Energiegewinnung mobilisieren	Fleisch, Ei, Haselnuss, Laktalbumin, Kasein Kakao, Molke, Hafer, Mais, Hirse, Ei, Vollreis
TRYPTOPHAN	Essentiell	Vorstufe • des Botenstoffs Serotonin antidepressiv • von Melatonin regelt Tag/ Nacht-Rhythmus • des Vitamins B_3 Niacin	Cashew, Molke, Eiklar, Laktalbumin
PHENYLALANIN	Essentiell	Vorstufe von • Tyrosin • Melanin: Pigmentierung • Cholecystokinin: regelt das Hungergefühl	Haselnuss, Vollreis, Erdnuss, Eiklar, Kasein, Fleisch, Fisch
TYROSIN	Nicht essentiell	• Vorstufe von Adrenalin, Noradrenalin, Dopamin • Stressbewältigung • Immunsystem	Gesamtmilch, Erbsen, Kasein, Fleisch, Fisch
METHIONIN	Essentiell	• Steht am Beginn jeder Proteinsynthese • Aufbau der Strukturen • Entgiftung von Metallen	Eiklar, Vollei, Fisch, Leber, Hafer, Para- nuss, Mais
CYSTEIN	Nicht essentiell	• Als Bestandteil von Glutathion wichtiges Antioxidans • Wichtiger Bestandteil von Enzymen • entgiftend	Fleisch, Fisch, Soja, Erbsen

AMINOSÄURE	ESSENTIELL / NICHT ESSENTIELL	AUFGABE/ WIRKUNG	ENTHALTEN IN
HISTIDIN	Essentiell	• Vorstufe von Histamin • Regelt Säure/Basenhaushalt • Entgiftet Schwermetalle • Bestandteil von Carnosin • Bestandteil des roten Blutfarbstoffs	Bananen, Thunfisch, Makrelen, Rindfleisch und Schweine- fleisch
THREONIN	Essentiell	• Bildet wichtige Schleimschicht im Verdauungstrakt • Regelt Muskelkontraktion • Bestandteil sehr wichtiger Enzyme	Molke, Ei- gelb, Erbsen, Weizenkeime, Rindfleisch
LYSIN	Essentiell	• Baustein vom Kollagen (Knochen, Bindegewebe) • Bestandteil von Carnitin • Wirksam gegen Herpes, Migräne, Stress	Linsen, Weizenkeime, Kartoffel, Soja, Fleisch, Ei, Kasein, Laktalbumin
SERIN	Nicht essentiell	• Enzymreaktionen • Proteinsynthese • Bestandteil der Nervenzelle Phospholipide (Phosphatidylserin)	Eigelb, Eiklar, Molke, Hafer, Mais, Kasein
GLYCIN	Nicht essentiell	• Baustein von Kollagen Glutathion Rotem Blutfarbstoff Kreatin DNA,RNA • Kann Glukose bereitstellen • Botenstoff im Gehirn	Gelatine, Rindfleisch, Leber, Erdnuss, Hafer
ASPARAGIN	Nicht essentiell	• In Glykoproteinen Bindeglied zum Kohlenhydratanteil • Bildet Aquaporine (Eintrittspforten durch die Zellwand)	Kartoffel, Kokos, Erdnuss, Eiklar, Fleisch, Spargel

AMINOSÄURE	ESSENTIELL / NICHT ESSENTIELL	AUFGABE/ WIRKUNG	ENTHALTEN IN
ASPARAGINSÄURE	Nicht essentiell	• Botenstoff im Gehirn • Entgiftet Ammoniak • Generiert Energie über den Citratzyklus	Kartoffel, Kokos, Erdnuss, Eiklar, Fleisch
GLUTAMINSÄURE	Nicht essentiell	• Botenstoff • Antioxidans (Glutathion) • Entgiftung über Glutamin • Vorstufe von GABA	Weißmehl, Vollweizen, Kasein, Kartoffel, Haselnuss, Schweine- fleisch, Vollroggen, Molke, Rindfleisch, Soja
GLUTAMIN	nicht essentiell	• Gehirnbotenstoff • Transportiert Stickstoff • Zuständig für Proteinsynthese • Energiestoffwechsel • Unterstützt Immunsystem • Antioxidans	Weißmehl, Vollweizen, Kasein, Kartoffel, Haselnuss, Schweine- fleisch, Voll- roggen, Molke, Rindfleisch, Soja
ALANIN	Nicht essentiell	• Wichtiger Muskelbaustein • Vorstufe Vitamin B_5 • Prostata • Immunsystem • Bestandteil von Carnosin	Gelatine, Vollmais, Rindfleisch, Eiklar, Schweinefleisch, Reis, Molke, Soja, Hafer
PROLIN	Nicht essentiell	Baustein von • Haut, Bindegewebe, Sehnen, Bänder, Knorpel, Knochen, Gelenke, • Kann rasch Glukose mobilisieren	Fleisch, Quark, Getreidekeimlinge, Fruchtsäfte

AMINOSÄURE	ESSENTIELL / NICHT ESSENTIELL	AUFGABE/ WIRKUNG	ENTHALTEN IN
TAURIN	Nicht essentiell	• Antioxidans • Stabilisiert Zellmembranen • Hilft bei der Fettverdauung • Bewirkt gewisse Leistungssteigerung	Ziegen- und Schafsmilch, Hartkäse, Algenprodukte
ORNITHIN	Nicht essentiell	• Entgiftung von Ammoniak • Stimuliert die Ausschüttung von Wachstumshormon	Fleisch, Fisch, Milchprodukte und Eier
CITRULLIN	Nicht essentiell	• Entgiftung von Ammoniak • Diagnostikum für nitrosativen Stress	Melonen, Wassermelonen, Gurken

Bei dieser Einteilung wurde der Begriff essentiell um die beiden Aminosäuren Arginin und Histidin erweitert, die bei manchen alten Einteilungen als „semi-essentiell" bezeichnet wurden, weil sie nur für Sondersituationen als essentiell galten. Histidin für Kinder und Jugendliche, Arginin bei besonderen Stress-Situationen.

In der untenstehenden Tabelle finden Sie die Einteilung nach den Kriterien sauer, basisch, neutral.

	Arginin	Asparaginsäure	Glutaminsäure	Histidin	Lysin
sauer		■	■		
basisch	■			■	■
neutral	alle anderen				

Von jeder Aminosäure (mit Ausnahme der Glycins) existieren zwei Isomere, nämlich eine L- und eine D-Aminosäure.

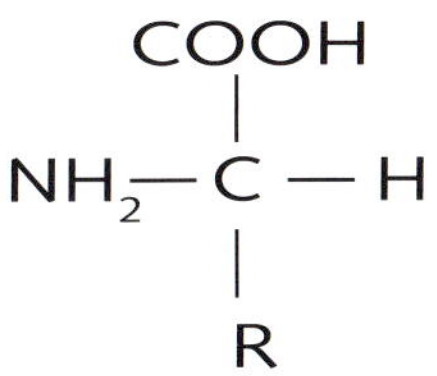

L-Aminosäure

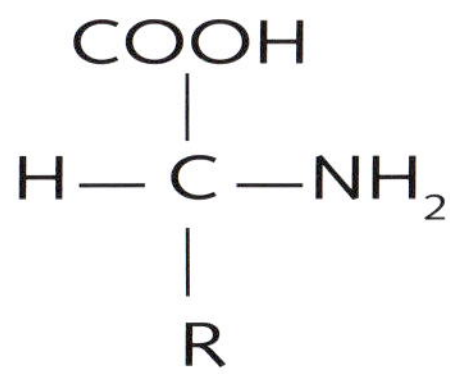

D-Aminosäure

In der Natur kommen fast ausschließlich L-Aminosäuren vor, mit den D-Aminosäuren kann der Körper nichts anfangen, sie sind sogar teilweise schädlich.

Verständlich und vergleichbar wird diese Tatsache, wenn wir diese beiden Formen mit rechter beziehungsweise linker Hand gleichsetzen. Sie werden niemals deckungsgleich werden.

Erinnern wir uns nun an den Aufbau der Proteine, an die vielen „Perlenketten", die in sehr verschiedenen Formationen vorliegen und deren Perlen- also Aminosäurenabfolge genetisch vorgeschrieben ist (siehe Seite 18).

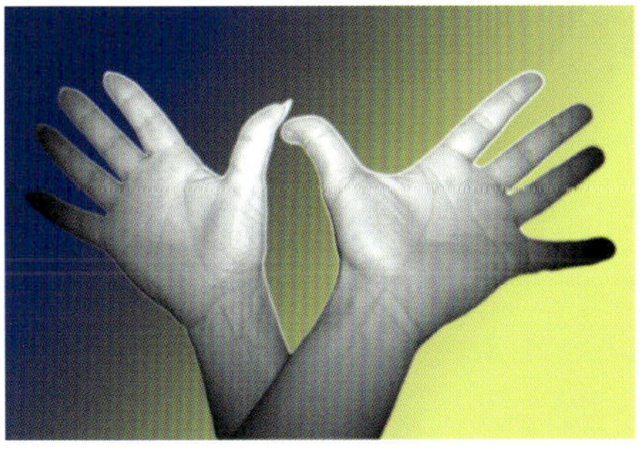

Liegt auch nur eine dieser Aminosäuren in zu geringer Menge vor oder fehlt sie überhaupt, so kann ein noch so großer Anteil der anderen Aminosäuren diesen Mangel nicht ausgleichen – es kann nicht mehr ausreichend körpereigenes Eiweiß hergestellt werden. Erst in jüngster Zeit wurde durch wissenschaftliche Untersuchungen bewiesen, dass der Aufbau der Muskelproteine von der Verfügbarkeit der vorhandenen Aminosäuren abhängig ist.

Selbst wenn der Eiweißgehalt in der Nahrung eher hoch ist, kann es aufgrund der unterschiedlichen Aminosäurenzusammensetzung in Le-

bensmitteln zu einem Mangel einer oder mehrerer essentieller Aminosäuren kommen. Diejenige essentielle Aminosäure mit dem geringsten Anteil bestimmt, ob überhaupt und wie viel körpereigene Eiweißstoffe gebildet oder ersetzt werden. Fehlt nur eine einzige Aminosäure oder ist sie in nicht ausreichender Menge vorhanden, dann können bestimmte Strukturproteine, Enzyme oder Botenstoffe im Gehirn nicht ausreichend gebildet werden.
Die eventuell im Überschuss vorhandenen anderen essentiellen Aminosäuren können vom Organismus nicht als Bausteine, sondern dann nur als Energiequelle verwendet werden. Für eine adäquate Versorgung ist nicht nur die Menge, sondern auch die Qualität der zugeführten Proteine beziehungsweise Aminosäuren entscheidend. Was nun diese Qualität genau ausmacht, darüber ist das letzte Wort noch nicht gesprochen.

Arminosäurenmangel

Die häufigsten mentalen und körperlichen Symptome bei einem Aminosäurenmangel sind:

- Erschöpfungszustand
- Konzentrationsmangel und Gedächtnisprobleme
- Regenerationsprobleme
- Muskelabbau
- Zellreparaturstörungen
- Erhöhte Anfälligkeit für Infekte und chronische Erkrankungen durch Schwächung des Immunsystems
- Vorzeitiges Altern
- Zahnfleischprobleme und Parodontose
- Verminderte Stoffwechselaktivität
- Haarausfall und frühzeitiges Ergrauen der Haare
- Störung der Menstruationsblutungen bis Unfruchtbarkeit

- Verminderung von Bluteiweiß bis hin zu Ödemneigung
- Verminderung der Verdauungsenzyme, was zu Verdauungsstörungen wie Blähungen, Durchfall oder Verstopfung führt.

Die Ursachen eines Aminosäuremangels können sein:
- Zu geringe Zufuhr
- Schlechte Verdauung von Eiweiß
- Verarbeitung der Lebensmittel
- Eine gestörte Synthese sowohl einzelner Aminosäuren wie auch ihrer Produkte
- Ein generell erhöhter Bedarf

Arginin

Arginin ist bereits ein echter Star unter den Aminosäuren mit unterschiedlichen und vielfältigen Aufgaben und Funktionen. Die Entscheidung darüber, ob sie essentiell ist, ist noch nicht endgültig gefallen. Sie gilt als semi-essentiell, das bedeutet, dass sie unter bestimmten Umständen essentiell wird.
Arginin ist die direkte Vorstufe für NO, das Stickstoff-Monoxid. Dieses ist ein Botenstoff, der in der Lage ist, die Muskulatur der Gefäßwand zu entspannen, was zu einer Weitstellung des Gefäßes und damit zu einer verbesserten Durchblutung führt. Eine Untersuchung betraf Patienten mit einem Herzfehler. Dadurch war die Durchblutung ursprünglich schlechter als bei einer herzgesunden Person. Durch Arginin-Gaben konnte die Durchblutung signifikant verbessert werden. Dieses Wirkprofil hat dem Arginin auch den Beinamen „natürliches Viagra" eingetragen. Diese Entdeckung hat in heutigen Zeiten, wo Herz-Kreislauf-Erkrankungen die häufigsten Erkrankungen überhaupt sind, einen sehr hohen Stellenwert. Arginin kann den Blutdruck senken und es gibt auch

Untersuchungen, wo positive Wirkungen auf den Cholesterin-Spiegel gezeigt wurden. Insbesondere konnten die Werte der „schlechten" LDL gesenkt werden. Insgesamt leistet Arginin also einen wichtigen Beitrag zur Gefäßgesundheit.

Durch Arginin bzw. NO kann auch Glukose als Energieträger im Muskel besser verwertet werden. Es gibt Untersuchungen, dass dieser Effekt nicht, wie man vermuten würde, durch einen höheren Insulinspiegel, sondern allein durch verbesserte Durchblutung erzielt wird. Arginin kann die Verklumpung der Thrombozyten (Blutplättchen) hintanhalten und dadurch einer erhöhten Thromboseneigung entgegenwirken.

Für die Entdeckung von NO und dessen Wirkungen wurde im Jahr 1998 übrigens der Nobelpreis für Medizin verliehen.

Arginin stimuliert auf natürliche Weise die Ausschüttung des Wachstumshormons. Dieses Hormon wird in der Hirnanhangdrüse gebildet und regelt das Längenwachstum. Daher ist auch der Arginin-Bedarf bei

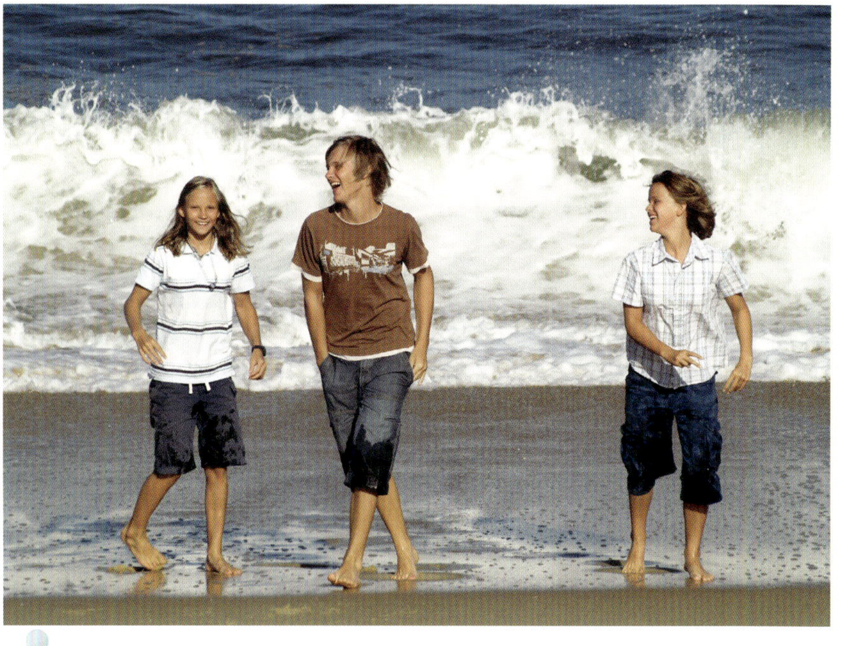

Kindern und Jugendlichen sehr hoch. In späteren Jahren fördert es die Fettverbrennung und die Eiweiß-Synthese.
Arginin hat eine signifikante Wirkung auf das Immunsystem. Auch hier kommt wieder NO ins Spiel. Dieses Gas kann nämlich direkt Mikroorganismen abtöten. Es fördert die Bildung bestimmter Stoffe, der Zytokine, wodurch die Leukozyten, die weißen Blutkörperchen, in die Lage versetzt werden, schädliche Eindringlinge zu bekämpfen. Es ist für die zelluläre Immunantwort hilfreich, indem es die Bildung von T-Lymphozyten fördert. Arginin verbessert die Wundheilung.
Niedrige Arginin-Plasmaspiegel findet man unter anderem bei Entzündungen, Verletzungen, insbesondere bei Verbrennungen und bei Mangelernährung.

BCAAs
Leucin, Isoleucin, Valin

Das sind die **b**ranched-**c**hain **a**mino **a**cids, also die verzweigtkettigen Aminosäuren. Wir führen sie hier unter ihrer englischen Abkürzung an, da die Abkürzung BCAAs sehr gebräuchlich ist. Sie sind nahezu unzertrennlich und erfüllen fast alle ihre Aufgaben gemeinsam. Sie benutzen dasselbe Transportsystem durch die Zellwand, sind also wirklich verwandt und auch sehr ähnlich in ihren Wirkungen. Warum die Natur genau diese drei als verschiedene essentielle Aminosäuren im Repertoire hat – und nicht zum Beispiel nur eine –, ist noch nicht restlos aufgeklärt.
Man weiß lediglich, dass Leucin eine gewisse „Chef-Position" innerhalb der drei BCAAs innehat, es gibt nämlich bei ausreichender Verfügbarkeit den Anstoß, die Proteinsynthese in den Muskeln zu steigern und hemmt auf der anderen Seite den Eiweißabbau. Dies ist bei den beiden anderen nicht der Fall.

Neuere wissenschaftliche Untersuchungen zeigen, dass die Synthese von Muskeleiweiß dadurch beeinflusst wird, wie viele Aminosäuren im Blut, also außerhalb der Muskelzellen, zur Verfügung stehen. Es konnte nachgewiesen werden, dass bei akuten Hochleistungen zuerst die Aminosäuren aus dem Aminosäuren-Pool herangezogen werden und erst dann, wenn diese erschöpft sind, wird Muskeleiweiß mobilisiert. Das ist sicher einer der Gründe, warum jetzt im Ausdauersport Proteine an Bedeutung gewinnen. Die BCAAs werden ausschließlich in den Muskeln verstoffwechselt, während die meisten anderen Aminosäuren in der Leber verarbeitet werden. Dieser Stoffwechsel wird durch Training und durch Fasten angeregt.

Im Rahmen von extremen Ausdauerleistungen kann das gefürchtete **Central Fatigue Syndrom** auftreten, ein überproportional schwerer Erschöpfungszustand. Man nimmt an, dass dies durch überproportionale Aufnahme von Tryptophan zustande kommt und durch BCAAs reguliert werden kann. Wieder ein Beweis, dass eine ausgewogene Aufnahme von Aminosäuren wichtig ist. Die Muskelschäden durch intensives Training können durch BCAAs hintangehalten werden und man konnte bei dieser Untersuchung auch Tendenzen feststellen, dass durch die Einnahme von BCAAs ein anaboles, also ein muskelaufbauendes Signal gesetzt wird und so ein Muskelverlust während den Fastenperioden verhindert werden kann.

Ein Problem, das zunehmend in das Interesse der Medizin, aber auch der Sozialversicherungen rückt, ist der Muskelschwund, die sogenannte **Sarkopenie**. Gerade bei älteren Menschen ist das ein massives Problem. Durch geringeren Appetit und zunehmend schlechtere Ernährung nimmt gerade die Muskelmasse stark ab. Dies führt dann in weiterer Folge durch abnehmende Kraft zu Gangunsicherheit, Gelenkinstabilitäten und einer höheren Unfallgefahr. Die gute Nachricht: Im Rahmen von wissenschaftlichen Untersuchungen konnte gezeigt werden, dass auch noch in hohem Alter durch gute Versorgung mit Nahrungsstoffen, in Kombination mit Krafttraining, eine Zunahme an Muskelmasse

möglich ist. Gerade in diesem Fall erwiesen sich auch gezielte Nahrungsergänzungen als sinn- und wirkungsvoll. Durch die Zufuhr von essentiellen Aminosäuren konnten Muskeln aufgebaut werden. Leucin fördert die Zuckeraufnahme im Muskel, indem es Teile seines Moleküls für die Synthese von Alanin zur Verfügung stellt. Alanin kann dann diese Glukose schnell verwerten. In einer Untersuchung konnte gezeigt werden, dass eine Mischung bestimmter Aminosäuren (BCAAs, Methionin, Cystein) in der Lage ist, Glukose ohne die Beihilfe von Insulin für die Muskeln nutzbar zu machen. Dies ist von großer Bedeutung, da mit dieser Maßnahme die Insulinresistenz einfach und effizient behandelt werden könnte. Insulinresistenz entsteht beim sogenannten **metabolischen Syndrom**. Dabei sind die Rezeptoren für Insulin stark überlastet und werden zunehmend unempfindlich. Das bedeutet, dass der Körper immer mehr Insulin aufbringen muss, um dieselbe Menge Zucker zu verwerten. Da Insulin aber auch die Einlagerung von nicht sofort benötigtem Zucker als Reserve fördert, wird dadurch ein prekärer Kreislauf in Gang gesetzt, da dieser Effekt meistens mit einer weiteren Gewichtszunahme verbunden ist.
Bei Lebererkrankungen sind die Blutspiegelwerte von BCAAs in der Regel erniedrigt. Sie werden eingesetzt, um die Folgen erhöhten Ammoniaks abzufangen und auf diese Art Hirnschäden zu verhindern.

Tryptophan

Tryptophan ist eine essentielle Aminosäure, und sie ist die Vorstufe des Gehirnbotenstoffes Serotonin sowie von Melatonin und Niacin.

Serotonin

In Stresssituationen ist der Bedarf an Serotonin erhöht. Es hat dabei offenbar die Aufgabe, eine überschießende Stressantwort zu regulieren und die langfristigen Folgen übermäßiger Ausschüttungen von Stresshormonen, wie zum Beispiel Noradrenalin, zu kompensieren. Nachdem sich das Individuum zu „fight oder flight", – Kampf oder Flucht – als Antwort auf eine drohende Gefahr entschieden hat, ist es die Aufgabe von Serotonin, die Regenerations- und Erholungsphase einzuleiten. Negative Folgen für den Organismus entstehen dann, wenn für diese Regeneration entweder zu wenig Zeit oder zu wenig Nährstoff zur Verfügung steht.

Serotonin hat auch Einfluss auf die Körpertemperatur, Libido und Appetit. In den letzten Jahren konnte durch Forschungsarbeiten nachgewiesen werden, dass durch chronische Entzündungen ebenfalls Depressionen entstehen können. Bestimmte Entzündungsparameter verhindern den Durchtritt von Tryptophan durch die Blut-Hirn-Schranke, sodass im Gehirn nicht genügend Eingangssubstanz für die Bildung von Serotonin zur Verfügung steht. Stress und eine Schwangerschaft bewirkten ähnliche Effekte.

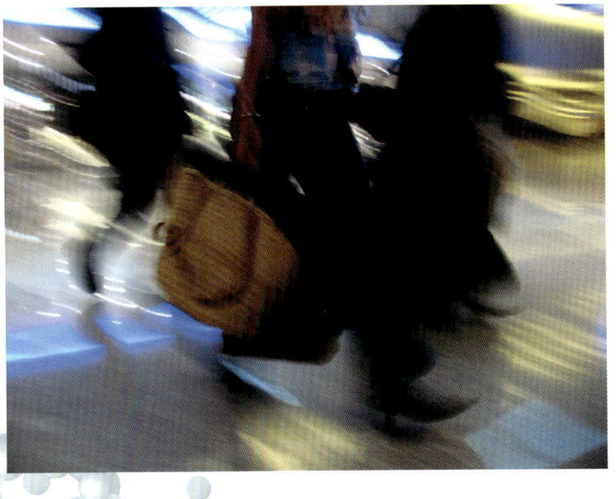

Die Wirkung des Serotonins hängt von genetischen Faktoren, Verfügbarkeit von Tryptophan und den Rezeptoren ab. Niedrige Tryptophan- und Serotonin-Spiegel kommen häufiger bei Frauen als bei Männern vor. Bei Patienten mit **Major Depression** und **Zwangsstörungen** werden häufiger niedrige Tryptophan-Werte gemessen.
Übrigens: mehr als 90 Prozent des Serotonins werden im Darm erzeugt und gespeichert! Der Zusammenhang zwischen einem gesunden Darm und guter Laune ist also leicht nachvollziehbar.

Serotonin-Mangel entsteht durch

- Stress
- Entzündungen
- Genetische Faktoren
- Zu geringe Zufuhr von Tryptophan
- Mangel an Mikronährstoffen
- Kommt oft im Rahmen von neurologischen Krankheiten vor (zum Beispiel M. Parkinson, Multiple Sklerose, Demenz)

Symptome, die in Studien nachgewiesen wurden:

- Schlechte Laune, Hoffnungslosigkeit
- Depression
- Fehlende Stressresistenz
- Unruhe
- Angst
- Panik
- Schlafstörungen
- Konzentrationsstörungen
- Gedächtnisstörungen (vor allem das Langzeitgedächtnis betreffend)
- Gesteigerte Aggression
- Unbändiges Verlangen nach Kohlenhydraten

Vorsicht: Tryptophan kann sehr hilfreich sein. Vorsicht ist jedoch bei der gleichzeitigen Einnahme von Antidepressiva geboten. Das sind in der Regel Serotonin-Wiederaufnahme-Hemmer, die bei Serotonin-Mangel gut wirken, da sie sozusagen beim „Serotonin-Sparen" helfen. Dadurch kann aber dann der Serotonin-Spiegel zu hoch werden und heftige Unruhezustände, Zittern, Schweißausbrüche und Muskelzuckungen hervorrufen.
Also: Wie so oft im Leben – die Dosis ist entscheidend.

Melatonin

Tryptophan ist die Ausgangssubstanz für Melatonin. Melatonin ist ein Hormon, das aus der Zirbeldrüse freigesetzt wird und den Tag-Nacht-Rhythmus regelt. Dementsprechend findet es auch Einsatz in der Therapie bei Schlafstörungen. Dabei zeigte sich, dass Einschlafstörungen eher auf Melatonin reagieren als Durchschlafstörungen.

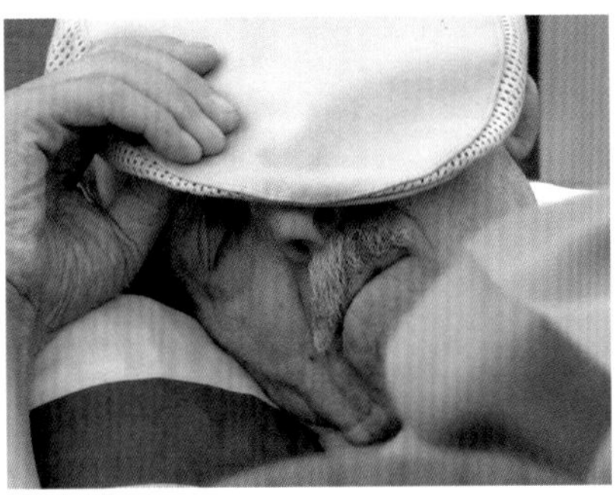

Jetlag: Als effektiv hat sich Melatonin bei der Behandlung von Symptomen infolge der Zeitverschiebung bei langen Flugreisen erwiesen. Vor allem die Tagesmüdigkeit konnte signifikant gebessert werden.

Niacin

Niacin wird als Nicotinsäure oder Vitamin B_3 bezeichnet. Die Bezeichnung Vitamin ist eigentlich nicht richtig, da ein Vitamin definitionsgemäß nicht im Organismus erzeugt werden kann, sondern zugeführt werden muss. Nachdem Niacin aber vom Organismus aus Tryptophan gebildet werden kann, entspricht es dieser Definition nicht.
Niacin ist ein wichtiger Baustein unerlässlicher Koenzyme (NADH) und somit von zentraler Bedeutung für den Stoffwechsel. In höherer Do-

sierung eingenommen, kann es vorübergehende Hitzegefühle und Gesichtsrötungen verursachen, sogenannte Flushes. Nicotinsäure wird auch bei sehr hohen Cholesterinwerten zusätzlich zu den herkömmlichen Statinen eingesetzt, falls diese alleine kein befriedigendes Ergebnis bringen.

Phenylalanin

Phenylalanin ist eine essentielle Aminosäure und die Vorstufe für Tyrosin. Phenylalanin wird im Organismus zu Tyrosin abgebaut, das seinerseits die Vorstufe für verschiedene Nervenbotenstoffe ist.
Die Auswirkungen von Phenylalanin auf die Psyche erklären sich größtenteils über das Tyrosin und die entsprechenden Botenstoffe. Sie gelten also auch für Tyrosin.
Ein Mangel an Phenylalanin/Tyrosin geht mit einem Energiemangel und schlechter Laune einher, und auch die Gedächtnisleistungen werden negativ beeinflusst. Phenylalanin steigert die Konzentration und die Aufmerksamkeit. Aber Achtung: Zu hohe Dosen sind ebenfalls kontraproduktiv. Gerade für die Aminosäuren, die als Vorstufe für Botenstoffe oder selbst als Botenstoffe wirken. Die Dosis und die Rahmenbedingungen entscheiden über die positive Wirkung.

Melanin

Melanin ist ein dunkler Farbstoff, der in speziellen Hautzellen, den Melanozyten, in der Haut und im Auge an der Netzhaut und an der Iris gebildet wird. Es ist für die Farbgebung dieser Strukturen und auch der Haare zuständig. Ein Mangel an diesen Pigmenten findet sich bei **Vitiligo,** der sogenannten **Weißflecken-Krankheit.** Dabei sind gewisse Hautareale wesentlich weniger pigmentiert als andere, was zu hellen

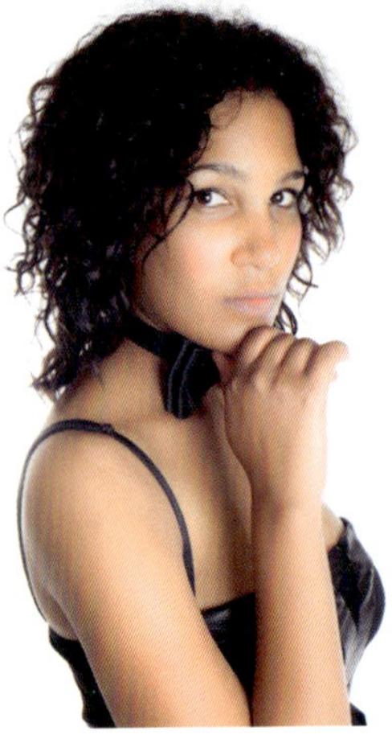

Arealen führt. Das ist nicht gefährlich, wird von den Betroffenen in der Regel aber doch als sehr unangenehm empfunden. Es gibt Behandlungsansätze, wo zusätzlich zu einer UV-Bestrahlung Phenylalanin eingenommen und auf die betroffenen Hautstellen aufgetragen wird. Studien konnten die Wirksamkeit dieses Vorgehens bestätigen.

Cholezystokinin

Die Systeme, die für Hunger beziehungsweise Sättigung verantwortlich sind, konnten in den letzten Jahren immer besser erforscht werden. In bestimmten Gehirnabschnitten (Hypothalamus, Hirnstamm) wird das Energiegleichgewicht im Organismus durch ein kompliziertes und ausgeklügeltes Zusammenspiel verschiedener Eiweißkörper (Neuropeptide) geregelt. Dabei spielen auch Hormone, die im Verdauungstrakt gebildet werden, eine entscheidende Rolle. Im Zusammenhang mit Phenylalanin ist Cholecystokinin besonders interessant, da dessen Ausschüttung unmittelbar durch die An- oder Abwesenheit von Phenylalanin beeinflusst wird. Es wird in den oberen Darmabschnitten gebildet und entfaltet seine Wirkungen sowohl im Verdauungstrakt als auch in den entsprechenden Gehirnzentren. Es regt die Produktion von Verdauungsenzymen in der Bauchspeicheldrüse an, regelt den Ausstoß von Gallenflüssigkeit und beeinflusst das Sättigungszentrum im Hirnstamm. Dort findet Cholezystokinin spezielle Rezeptoren vor, die bei entsprechender Aktivierung das Sättigungsgefühl fördern. Phenylalanin stimuliert die Pro-

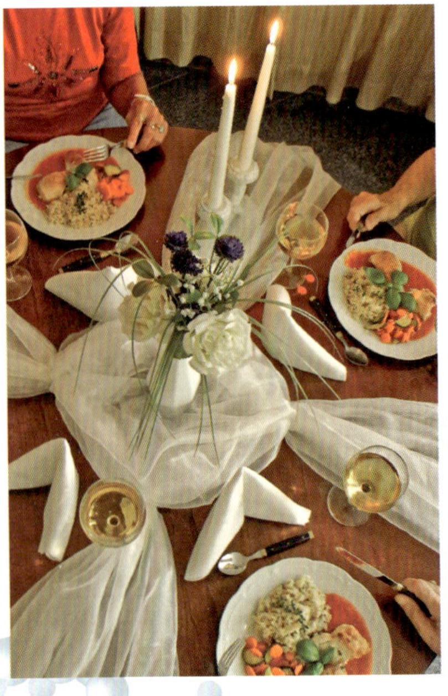

duktion von Cholecystokinin, fördert also indirekt das Gefühl von Sattheit.

Phenyläthylamin

Noch eine kurze Bemerkung zu Phenyläthylamin. Das ist eine Substanz, die der Körper aus Phenylalanin herstellen kann und der als Nervenbotenstoff dient. Er ist für extreme Hochgefühle verantwortlich und zum Beispiel in Schokolade enthalten. So ist ein größeres Verlangen nach Schokolade scheinbar naheliegend und hinreichend wissenschaftlich erklärt. Stimmt nur nicht: Denn wenn man Phenyläthylamin normal mit der Nahrung aufnimmt, wird es sofort enzymatisch abgebaut. Einerseits schade, andererseits aber auch wieder nicht. Denn die Symptome, die dadurch ausgelöst werden, findet man nur im Zustand der akuten Verliebtheit – wunderbar, und bei Psychosen – weniger gut. Auf der Blockierung dieses Enzyms beruhen ältere Medikamente gegen Depressionen, die zwar sehr wirksam, aber auch mit erheblichen Nebenwirkungen verbunden waren. Begnügen wir uns also besser mit dem natürlich vorhandenen Phenyläthylamin.
Der Süßstoff Aspartam besteht zur Hälfte aus Phenylalanin. Das wäre bei normalen Mengen ja noch sehr in Ordnung, aber... (siehe Seite 69).

Tyrosin

Tyrosin ist eine nicht essentielle Aminosäure, die vom Organismus aus Phenylalanin hergestellt werden kann. Es kann sogar Phenylalanin bis zu einem gewissen Grad ersetzen, eine Eigenschaft, die man sich bei der angeborenen Stoffwechselerkrankung, **Phenylketonurie,** – zunutze macht. In diesem Fall kann Phenylalanin nicht abgebaut und muss lebenslänglich so weit wie möglich vermieden werden. Tyrosin wird essentiell, wenn zu wenig Phenylalanin vorhanden ist. Studien belegen, dass eine ausreichende Versorgung mit Tyrosin bei der Stressbewältigung hilfreich ist.

Tyrosin ist an vielen Enzymreaktionen beteiligt, die sehr spezifische und wichtige Aufgaben in den Immunzellen, den Lymphozyten, erledigen. Untersuchungen konnten zeigen, dass bereits geringfügige Änderungen in diesem System massive Auswirkungen auf das Immunsystem haben.

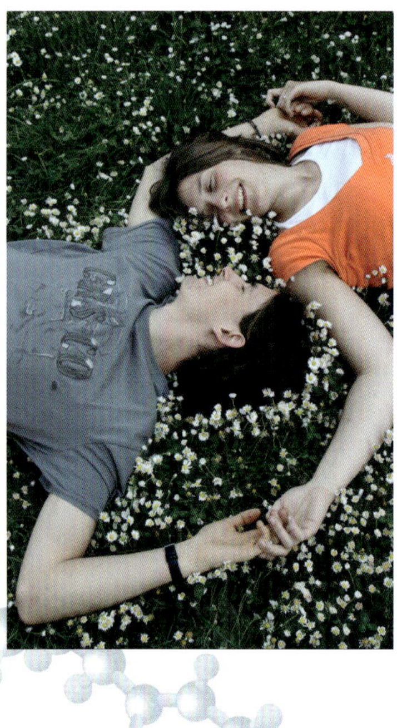

Hormone

Tyrosin wird mittels desselben Enzyms, da es aus Phenylalanin entsteht, weiter abgebaut. Dabei entstehen die sogenannten Katecholamine in folgender Reihenfolge:

- **DOPA** (auch Levodopa): Ebenfalls eine Aminosäure, die aber an keiner Proteinsynthese beteiligt ist. Sie wird als Medikament beim **Parkinson-Syndrom** erfolgreich eingesetzt, weil es dabei den Mangel an den entsprechenden Botenstoffen ausgleichen kann.
- **Dopamin:** Das Glückshormon, das Hochgefühle auslöst. Der Gedanke wäre naheliegend, täglich eine Prise Dopamin einzunehmen und die Welt

ist in Ordnung. Leider nein! Übermäßig hohe Spiegel an Dopamin findet man bei Patienten, die an **Schizophrenie** erkrankt sind. Studien belegen, dass sich niedrige Dopamin-Spiegel auf die Gedächtnisleistung signifikant negativ auswirken.

- **Noradrenalin:** Wirkt als Botenstoff im sympathischen Nervensystem und als Hormon. In dieser Eigenschaft bewirkt es haupsächlich eine Engstellung der Blutgefäße und damit eine Blutdrucksteigerung.
- **Adrenalin:** Alle Zeichen stehen auf Sturm, das vegetative Nervensystem läuft auf Hochtouren: Der Herzschlag wird schneller, die Reizschwelle herabgesetzt, die Atmung beschleunigt, schnelle Energie wird durch eine Erhöhung des Blutzuckerspiegels bereitgestellt, die Arbeit der Verdauungsorgane wird vorübergehend eingestellt.

Zusammenspiel der Stresshormone Cortisol, Adrenalin, Nordrenalin

Alle Stresshormone werden in der Nebenniere gebildet. Adrenalin mobilisiert in gefährlichen Situationen alle zur Verfügung stehenden Ressourcen, sodass blitzschnell die berühmte Entscheidung getroffen werden kann: Fight or flight, Kampf oder Flucht. Wie auch immer dann diese Entscheidung ausfällt: Durch die Adrenalin-Wirkung wird dem Organismus die höchstmögliche Kraft auch für manchmal wahrhaft übermenschliche Anstrengungen zur Verfügung gestellt.

Das sind wunderbare Mechanismen, wenn wirklich eine akute, reale Gefahr droht. Die Berichte sind Legion, wo Menschen in einer aussichtslosen Situation absolut übermenschliche Kräfte und unglaubliches Durchhaltevermögen dank dieses Regelkreises entwickelt haben. Leider wird dieses System heutzutage unter unseren modernen Lebensbedingungen auch ohne direkte Gefahr für Leib und Leben viel zu oft und zu lange in Gang gesetzt. Die Folgen sind hinlänglich bekannt, denn aus naheliegenden Gründen sind diese Mechanismen nicht für lange Zeit vorgesehen. Dazu kommt noch als weiteres Hormon für Krisenzeiten

Cortisol ins Spiel. Die Folgen sind Erschöpfung bis zum totalen **Burnout-Syndrom.**

Tyramin

Ist ein Neurotransmitter für das sympathische Nervensystem zuständig, dessen Wirkungen dem Noradrenalin ähneln.

Methionin

Methionin ist die einzige essentielle Aminosäure, die Schwefel enthält. Immerhin macht dieses Element 0,2 Prozent des gesamten Körpergewichtes beim Menschen aus, das sind also in etwa 140 g. Schwefel ist ein sehr wichtiger Bestandteil vieler Proteine. Er wird dem Organismus ausschließlich von Methionin und vom aus Methionin abgeleiteten Cystein zur Verfügung gestellt. Es wird der gesamte Schwefel von diesen beiden Aminosäuren verwaltet. Daher spielt Methionin eine einzigartige Rolle sowohl im Stoffwechsel als auch beim Aufbau der Strukturen.

Schwefel ist zentraler Bestandteil der Disulfid-Brücken, die zum Beispiel die Festigkeit des Keratins bestimmen. Keratin ist zentraler Bestandteil von Haaren und Nägeln, wobei die höhere Festigkeit der Nägel durch entsprechend mehr solcher Disulfid-Brücken zustande kommt.

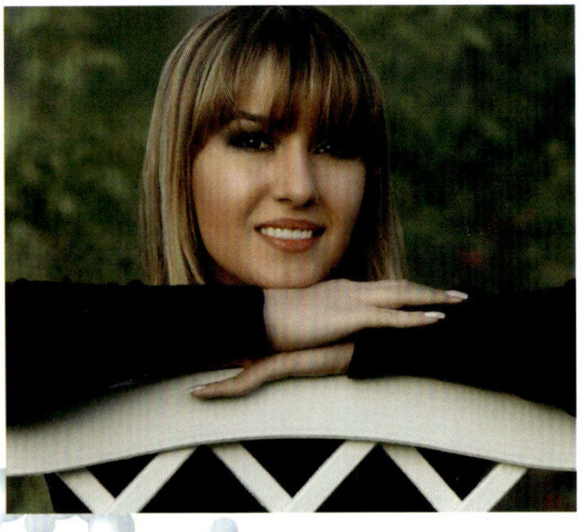

Methionin ist ungemein wichtig im Rahmen der Bildung neuer Proteine, ein Vorgang, der im menschlichen Körper jede Sekunde millionenfach abläuft. Dabei wird die genetische Information eines vorhandenen Proteins durch eine RNA (mRNA) kopiert. Die RNA (tRNA) dient außerhalb des Zellkerns als Vorlage für den Bau neuer Proteine. Der Initiator aber ist in jedem Fall Methionin.

Methionin fungiert innerhalb des Stoffwechsels als Spender von sogenannten Methylgruppen. Das sind spezielle Atomgruppen aus einem Kohlenstoff (C)- und drei Wasserstoffatomen (H). Diese Gruppe (in chemischen Formeln CH_3 bezeichnet) kommt in vielen Proteinen vor und hat eine wichtige Funktion bei der Reparatur und für den Schutz der Erbsubstanz. Lebensmittel, die dabei eine große Rolle spielen, werden daher folgerichtig als Nutrigenomics bezeichnet.

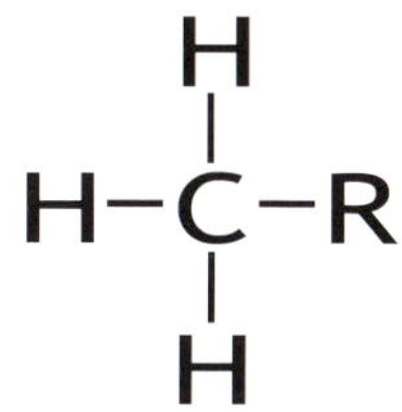

Für diese Aufgabe wird aus Methionin das sogenannte S-Adenosyl-Methionin, SAM, gebildet. Dies ist die stoffwechselaktive Form von Methionin. Die Methylierungsschritte laufen über SAM ab. Auf diese Art werden zahlreiche Substanzen gebildet, wie Kreatin, Carnitin, Cholin, Taurin. Fehler bei der Methylierung können die Wahrscheinlichkeit für das Auftreten diverser Krankheiten erhöhen. Die Palette reicht von **Diabetes** und **Gefäßverkalkungen** über diverse Entzündungsvorgänge bis hin zu **Tumorerkrankungen**.

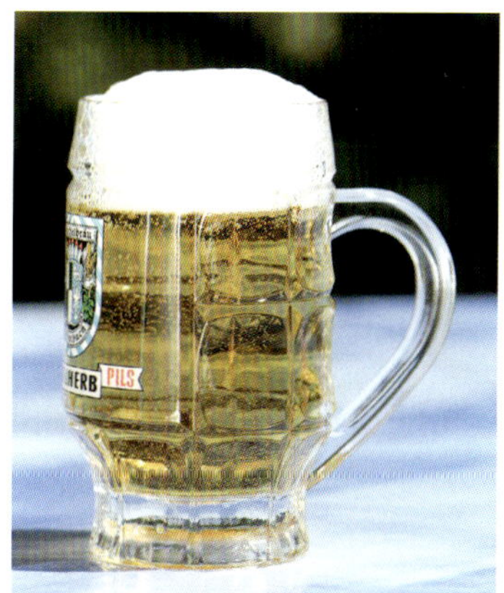

Über Cystein, das ist die zweite Aminosäure, die Schwefel enthält und aus Methionin gebildet wird, können Metalle bis zu einem gewissen Grad entgiftet werden. Dies gilt insbesondere für Quecksilber (Amalgam).

Auch für die Entgiftung gilt, dass sogar Zellschäden, hervorgerufen durch Metalle, mittels einer gut funktionierenden Methylierung zumindest teilweise hintangehalten werden können.

Auch bei der Alkohol-Entgiftung spielt Methionin, zusammen mit Folsäure, eine wichtige Rolle. So sind die Folgeschäden bei übermäßigem Alkoholgenuss geringer, wenn genügend Methionin und Folsäure vorhanden sind. Es gibt eine Studie, die zeigt, dass bei länger andauernder übermäßiger Alkoholzufuhr und gleichzeitigem Mangel an Methionin und Folsäure die Chance, an **Darmkrebs** zu erkranken, deutlich zunimmt. Nichtsdestotrotz ist es keinesfalls sinnvoll, diese Fähigkeiten des Stoffwechsels bis ins Letzte auszureizen.

Methionin ist durch seinen Schwefelgehalt überaus wichtig für die Gesundheit von Haut, Haaren und Nägeln. Nachdem sich durch Untersuchungen der Verdacht erhärtet hat, dass das Ergrauen der Haare durch freie Radikale verursacht wird, gibt es starke Hinweise darauf, dass ausreichend Methionin diesen Vorgang zumindest aufhalten kann.

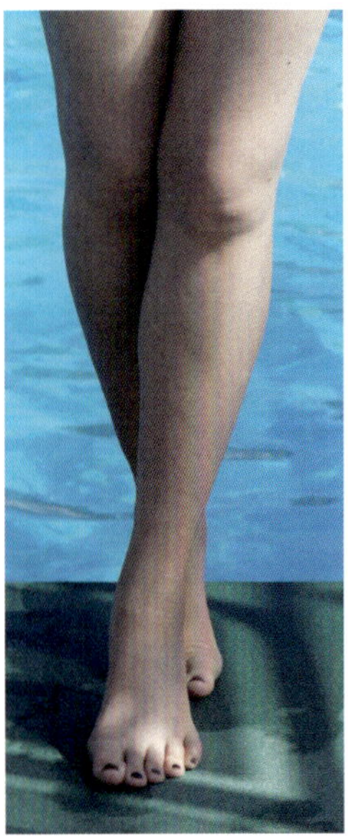

Es gibt starke wissenschaftliche Hinweise, dass Methionin sehr hilfreich bei der Behandlung von Gelenkentzündungen ist und die Schmerzstillung annähernd gleich gut ist wie bei den herkömmlichen Entzündungshemmern. Man muss davon ausgehen, dass die Wirkung von Chondroitinsulfat und Glucosaminsulfat ebenfalls auf dem in diesen Substanzen enthaltenen Schwefel beruhen.

SAM ist ein Stoffwechselprodukt von Methionin. Damit konnten gute Ergebnisse bei der Behandlung von **Depressionen** erzielt werden, es verbesserten sich Stimmungslage, Gedächtnis und Konzentration. Gemeinsam mit Vitamin E kann es die Therapie einer **Fettleber** unterstützen. Methionin kann auch Histamin verringern, was sowohl Entzündungen als auch **allergische Reaktionen** abschwächen kann.

Methionin kann den pH-Wert des Harns senken, ihn also ansäuern und auf diese Weise das Bakterienwachstum hemmen.

Kreatin

Kreatin besteht aus den drei Aminosäuren Arginin, Glycin und Methionin. Nähere Wirkungsweisen werden im Abschnitt über Glycin ausgeführt.

Homocystein

Methionin wird enzymatisch zu Homocystein abgebaut. Wenn der Stoffwechsel gut funktioniert, ist das nur ein sehr kurzlebiges Zwischenprodukt, das dann, je nach Bedarf, zu Cystein weiterverarbeitet oder wieder zu Methionin wird. Unter bestimmten Umständen, zum Beispiel bei Mangel an Folsäure, Vitamin B_6 und B_{12}, kann Homocystein nicht ausreichend verstoffwechselt werden und schädigt in weiterer Folge die Wände der Blutgefäße. So tolle Wirkungen Methionin im menschlichen Organismus auch entfaltet, so gilt besonders bei dieser Aminosäure: Mehr vom Guten muss nicht unbedingt besser sein. Die isolierte Einnahme von hohen Dosen kann also durchaus kontraproduktiv sein.
Methionin ist eine der Aminosäuren, wo die Versorgung im Rahmen einer streng veganen Ernährung möglicherweise nicht ausreichend ist.

Cystein

Cystein ist eine nicht essentielle Aminosäure, die sich von Methionin herleitet. Es gibt Untersuchungen, die feststellen, dass Cystein bei unreifen Neugeborenen und bei Lebererkrankungen als essentielle Aminosäure betrachtet werden sollte. Ebenso gibt es Hinweise, dass sogar der Bedarf an Methionin bis zu einem gewissen Grad durch Cystein ausgeglichen werden kann. Von diesen beiden Aminosäuren wird ja dem Organismus der gesamte Bedarf an Schwefel zur Verfügung gestellt und verwaltet, immerhin rund 140 Gramm. In manchen Belangen decken sich also Funktion und Wirkung von Cystein mit der von Methionin.
Eine sehr wichtige, wenn nicht die wichtigste Aufgabe von Cystein ist, gemeinsam mit den Aminosäuren Glycin und Glutaminsäure, die Bildung von Glutathion. Dies ist ein besonders aktives und effizientes An-

tioxidans zur Bekämpfung des sogenannten **oxidativen Stresses**. Nachfolgend eine kurze Erklärung der Begriffe.

Oxidativer Stress

Oxidation ist die Abgabe von Elektronen, als Reduktion bezeichnet man die Aufnahme von Elektronen. Im Organismus befinden sich, grob gesagt, diese beiden Reaktionen in der Regel im Gleichgewicht. Wir sprechen von oxidativem Stress, wenn solche Stoffe, die freie, sehr reaktionsbereite Elektronen aufweisen, in der Überzahl sind. Dadurch wird die Zellatmung und in deren Folge die Energiegewinnung in den Mitochondrien beeinträchtigt. In der Folge führt dies zu Schädigungen der Zelle und der Erbsubstanz, der DNA. Besonders anfällig dafür ist das Gehirn. Die Gegenstrategie sind Antioxidantien, die die freien Elektronen abfangen und damit unschädlich machen. Es gibt natürlich Situationen, wo diese Reaktionen erwünscht sind. Zellen können damit Bakterien oder Viren abwehren und letztlich basiert auch die Bekämpfung von Tumoren mittels Chemotherapie auf diesem Prinzip. Glutathion ist ein sehr potenter Radikalfänger, wobei der Molekülanteil, der in dieser Hinsicht die Hauptarbeit verrichtet, von Cystein gestellt wird. Es handelt sich dabei um die sogenannte Thiol-Gruppe. Sie enthält Schwefel und ist für die biologische Aktivität von Glutathion verantwortlich.

Cystein hat wichtige Funktionen bei nicht in einem Gewebeverband angesiedelten Proteinen, also z.B. bei Verdauungsenzymen, die im Dünndarm frei unterwegs sind. Dies geschieht dadurch, dass sich die Schwefel-Atome miteinander in eine feste Bindung begeben. Cystein hilft aber auch bei vielen anderen Enzymreaktionen als Co-Enzym mit.
Cystein spielt eine entscheidende Rolle bei der Entgiftung von toxischen Chemikalien und Schwermetallen. Die Belastung mit Metallen stellt ja zunehmend ein Problem dar. Als Beispiele seien **Quecksilber**

(Amalgam-Zahnfüllungen) und **Aluminium** (Deodorants) angeführt. Diese Metalle können sich sogar durch die Bluthirnschranke hindurchschwindeln und dort die Nervenzellen massiv schädigen. Es kann sogar Cystein dafür missbraucht werden. Man kann diesen Transport durch eine gute Versorgung mit anderen essentiellen Aminosäuren (z.B. Leucin und Tryptophan) vereiteln, da diese um denselben Transportweg wetteifern. Es entgiftet auch Acetaldehyd, das für den **Alkohol-Kater** und für Alkoholschäden in Gehirn und Leber verantwortlich ist, indem es dieses in ungiftigen Essig verwandelt.

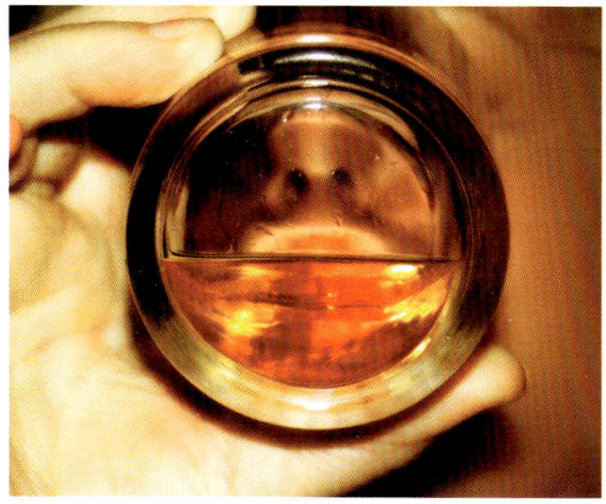

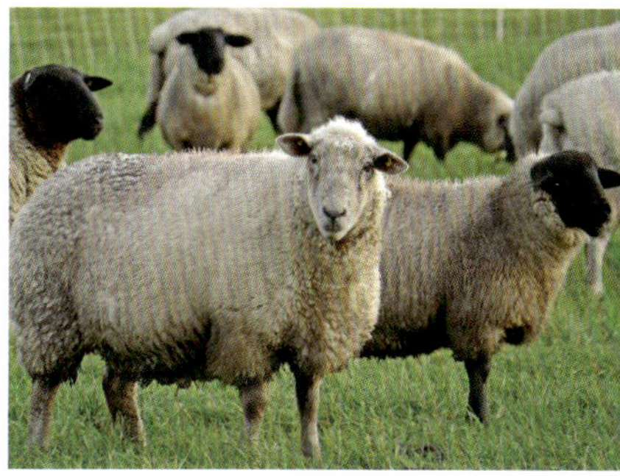

Dass Schwefel ein essentieller Bestandteil dieser Strukturen ist, kann man deutlich am Geruch beim Verbrennen eines Haares erkennen. Die Struktur wird durch die unlösliche Verbindung zweier Schwefelatome aufrechterhalten, die von Cystein zur Verfügung gestellt werden. Es gibt Untersuchungen, dass Schafe ein viel dichteres Fell aufweisen, wenn sie ausreichend mit schwefelhaltigen Aminosäuren versorgt werden.

Cystein:

- Wichtig bei **Lebererkrankungen**, insbesondere **Zirrhose.**
- Als wichtiger Bestandteil der Zellmembran verantwortlich für Nährstofftransport in die Zelle (zum Beispiel Vitamine).
- Wichtige Aufgaben bei der Wundheilung.
- Nachgewiesene Wirkung in der Prophylaxe und auch als Therapieversuch bei Katarakt (grauem Star).
- Als N-Acetyl-Cystein verflüssigt es im Rahmen von Lungenerkrankungen den Schleim und erleichtert so das Abhusten.

Histidin

Histidin galt lange Zeit als nicht essentielle Aminosäure. Diese Ansicht wurde aber in jüngerer Zeit revidiert. Bis dahin war nur bekannt, dass Histidin im Kindesalter essentiell ist. Jetzt wurde diese Erkenntnis auch auf Erwachsene ausgeweitet. In einer Studie wurde gezeigt, dass bei eingeschränkter Zufuhr die Histidin-Spiegel dramatisch absanken. Das bedeutet, dass diese Aminosäure also offenbar nicht im Körper selbst synthetisiert werden kann.
Eine Seitenkette dieser Aminosäure kann je nach Bedarf sowohl basisch als auch sauer reagieren. Diese Eigenschaft erweist sich als sehr wichtig, wenn Histidin in Enzyme für den Eiweiß-, Kohlehydrat- und Purinstoffwechsel (für die DNA) eingebaut wird. So konnte zum Beispiel im Nervensystem ein auf diese Art funktionierendes Enzym untersucht werden. Es transportiert die Reste verschiedener, bereits aufgebrauchter Proteine ab, die es auf verschiedene Arten an sich binden kann.

Carnosin

Histidin bildet gemeinsam mit Alanin Carnosin. Erklärungen dazu finden Sie im Kapitel Alanin.

Histamin

Histamin wird aus Histidin gebildet und wirkt als Nervenbotenstoff und Gewebshormon. Seine Hauptaufgabe ist es, Fremdes abzuwehren. Die Palette reicht von Sekretion der Nasenschleimhaut, also Schnupfen, über Engerstellung der Bronchien bis zur vermehrten Magensaftsekretion und Erbrechen. Es fördert Entzündungen, die ja letztlich auch Abwehrreaktionen sind. Wenn im Rahmen dieser Abwehr übereifrig über das Ziel hinausgeschossen wird, kommt es zu teilweise sehr heftigen allergischen Reaktionen.

Es gibt Hinweise, dass sich Histamin positiv auf die Sexualfunktionen auswirken kann. In seiner Funktion als Botenstoff macht Histamin wach (viele kennen noch die bleierne Müdigkeit nach der Einnahme älterer Antihistaminika) und wirkt antidepressiv.

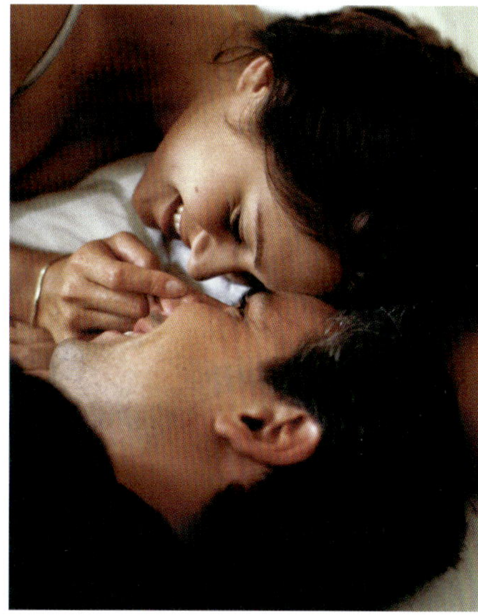

Histidin hilft beim Abtransport von Schwermetallen aus dem Körper. Diese treten leider immer häufiger auf (Amalgam in den Zahnplomben, Aluminium in den Deos, Arsen im Brot) und sind für unseren Organismus ausgesprochen schädlich.
Histidin ist wichtig für den Aufbau weißer und vor allem roter Blutkörperchen. Niedrige Verfügbarkeit von Histidin kann zu niedrigen Hämoglobin-Werten führen.

Threonin

Threonin ist eine essentielle Aminosäure. Sie wurde in den 1930er Jahren als erste als essentiell klassifiziert und erkannt und ist doch die Aminosäure, die noch nicht bis ins letzte Detail erforscht ist. Sie ist in vielen Strukturen vorhanden und an vielen Enzymreaktionen beteiligt, wovon aber noch nicht alle vollständig aufgeklärt sind. Die Forschungen laufen fieberhaft, aber es gibt bereits ein Ergebnis, das die Wichtigkeit von Threonin deutlich unterstreicht. Neue Arbeiten konnten zeigen, dass hohe Threonin/Serin-Spiegel in der Zellmembran einen direkten Zusammenhang mit der Langlebigkeit aufweisen.

Alleine für die sogenannten Kinasen gibt es beim Menschen über 500 Gene nur für diese Enzym-Gruppe. Dabei handelt es sich um die Gruppe von Enzymen, die im Zusammenhang mit Threonin von Bedeutung ist, da sie für die sogenannte Phosphorylierung wichtig ist. ATP, Adenosintriphosphat ist der Hauptenergieträger in unserem Körper. Darüber laufen alle Vorgänge ab, die Energie erfordern. Es hat drei Phosphate, die es dort zur Verfügung stellt, wo es gebraucht wird. Die Arbeiter, die dieses Phosphat von einer Stelle zur anderen bringen, sind eben diese Kinasen. An Proteinen kennen diese nur drei Andock-Möglichkeiten: Die drei Aminosäuren Tyrosin, Serin und Threonin. Enzyme sollen ja nur aktiviert werden, wo sie gebraucht werden und mit der Phosphorylierung wird ein Enzym aktiviert.

Es konnte gezeigt werden, dass Threonin und Serin an der NO-Synthese (Stickstoffmonoxid) an der Gefäßwand beteiligt sind. NO regelt die Eng- und Weitstellung der Blutgefäße. Wenn also Threonin oder auch Serin eine Phosphorgruppe bekommen, steigt die NO-Produktion an, was für die Gesundheit und Elastizität der Blutgefäße von Bedeutung ist.

Die Kontraktion an der glatten Muskulatur erfolgt nicht willentlich, die Muskelbausteine schieben sich unter dem regelnden Calcium-Einfluss ineinander. An der Energiegewinnung für diesen Vorgang ist Threonin beteiligt, weil es in diesem Fall als Träger für das Phosphat fungiert. Die Muskelfasern der glatten Muskulatur sind nicht gleichmäßig angeordnet, dafür ist ihr Spielraum viel größer als bei der dem Willen unterworfenen Skelettmuskulatur. Die glatte Muskulatur findet sich beispielsweise in Blutgefäßen, in der Gebärmutter oder im Darm.

Es beginnt schon in der Mundhöhle: Threonin ist der schleimige Hauptbestandteil des Speichels und hat die Aufgabe, den Zahnschmelz gegen schädliche Einflüsse zu schützen.

Auch im weiteren Verlauf des Verdauungstraktes sorgt Threonin für den Schutz der Schleimhäute durch Schleim und hat damit eine überaus wichtige Aufgabe im Rahmen des Immunsystems. Wenn diese Schicht nicht intakt ist, kann dies zum sogenannten **„Leaky-Gut-Syndrom“**

führen. Dabei ist die Schleimhaut nicht gut abgedichtet und es können Substanzen aufgenommen werden, die eigentlich nicht dafür bestimmt sind. In der Folge können **Lebensmittelunverträglichkeiten** entstehen.
Aus Threonin können die nicht essentielle Aminosäure Glycin und wichtige Botenstoffe im Rahmen des Immunsystems, nämlich Glykane, gebildet werden.

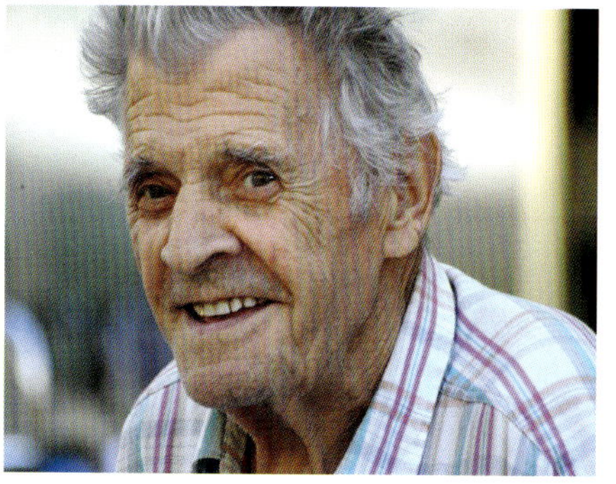

Lysin

Lysin ist eine essentielle Aminosäure und muss unbedingt mit der Nahrung zugeführt werden. Sie ist allerdings eine der wenigen Aminosäuren, deren Zufuhr bei einer rein veganen Ernährung oftmals nicht sichergestellt ist. Daher gilt sie auch als eine der limitierenden Aminosäuren. Die Auswirkungen des Mangels konnte man sehr gut in Entwicklungsländern studieren.
In Westafrika konnte gezeigt werden, dass sich Kinder, die zusätzlich zu ihrer normalen Ernährung extra Lysin erhielten, wesentlich besser entwickelten. Bei einer weiteren Doppelblind-Studie in Ghana konnte gezeigt werden, dass die Häufigkeit und Schwere von Durchfallerkrankungen bei Kindern auf die Hälfte reduziert werden konnte. Lysin fördert die Calcium-Aufnahme und unterstützt die aufbauenden Knochenzellen. Es hilft also bei der Prophylaxe gegen **Osteoporose**. Es unterstützt den Kollagen- und Elastinaufbau insgesamt, sorgt also für die Gesundheit von Knorpeln, Sehnen, Bändern, Haut, Nägeln und Haaren.
Daher konnte gezeigt werden, dass sich Lysin positiv im Rahmen von hohen sportlichen Leistungen auswirkt. Bei Haarausfall, der durch Eisenmangel bedingt war, konnte gezeigt werden, dass sich dieser stärker

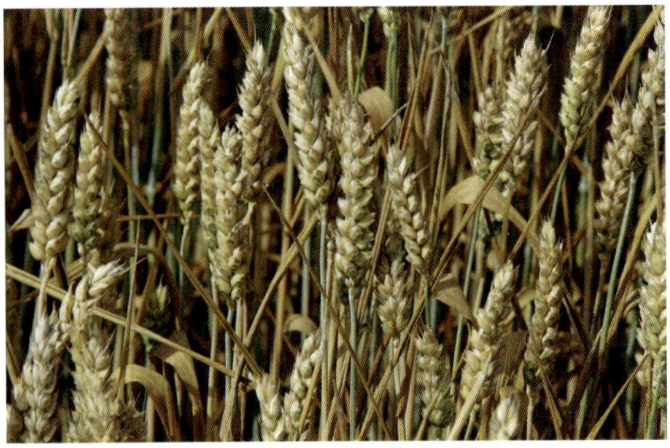

verringerte, wenn zusätzlich zu Eisen auch noch Lysin gegeben wurde.

Lysin kann Ängste und die Auswirkungen von mentalem Stress minimieren. Dies konnte vor einigen Jahren in Syrien anhand einer Studie bewiesen werden, die die entsprechenden Untersuchungen an 93 Familien vornahm, die sich hauptsächlich von Getreide ernährten.

Migräne-Kopfschmerzen konnten mit viel leichteren schmerzstillenden Medikamenten behandelt werden, wenn zusätzlich Lysin verabreicht wurde.

Carnitin

Carnitin entsteht durch eine Gemeinschaft zwischen Lysin und Methionin. Es hat die Aufgabe, langkettige Fettsäuren vom Zellkörper in die Mitochondrien zu bringen, wo diese dann der Energiegewinnung dienen. Folgerichtig sammeln sich bei Carnitin-Mangel Fette in den Muskeln an und die Fette können nicht zur Energiegewinnung herangezogen werden. Es war naheliegend, dass durch die Gabe von Carnitin die sportliche Performance, das Muskelwachstum und den Fettabbau gefördert wird. Diese Idee hat sich leider nicht bewahrheitet, in keiner einzigen Untersuchung konnte auch nur eine dieser Annahmen bestätigt werden.

In mehreren Studien konnte die Wirksamkeit von Lysin bei **Herpes labialis,** also bei **Fieberblasen,** nachgewiesen werden. Bei ausreichenden Lysin-Blutspiegeln konnten sowohl Häufigkeit als auch Schwere des Ausbruchs minimiert werden.

Auch bei schmerzhaften **Aphthen** im Mund konnte ein positiver Effekt von Lysin nachgewiesen werden.

In einzelnen Untersuchungen wurde auch spekuliert, ob Lysin nicht auch bei der Prophylaxe von **Alzheimer** wirken könnte, da in bis zu 90 Prozent der Gehirne von verstorbenen Alzheimer-Patienten Herpes-Viren nachgewiesen wurden. Aber noch ist das Spekulation.

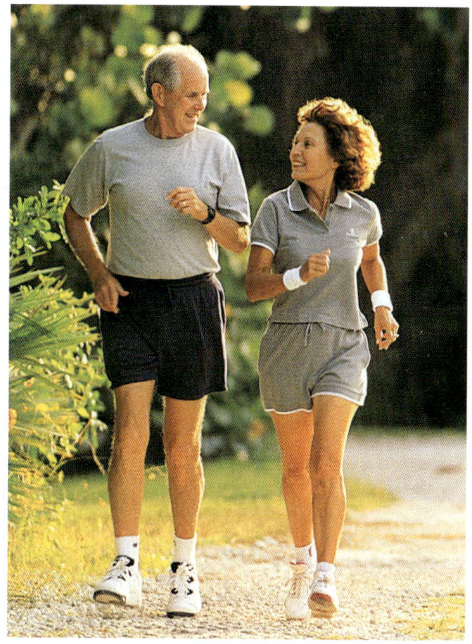

Serin

Serin ist eine nicht essentielle Aminosäure. Sie kann aus Glycin hergestellt werden, wozu aber ausreichend Vitamin B_3, B_6 und Folsäure vorhanden sein müssen.

Serin wurde Mitte des 19. Jahrhunderts erstmals aus Seide isoliert.

Wie seine „große" Schwester Threonin hat Serin oft die Aufgabe, energiereiche Phosphate zu transportieren und dann weiterzugeben. Dies klingt sehr einfach, ist aber ein Stoffwechselvorgang, der in jeder Sekunde in unserem Körper millionenfach abläuft. Ohne diesen Prozess geht absolut gar nichts.

Serin ist auch an sehr vielen Enzym-Reaktionen und an der Bildung von Antikörpern und Immunglobulinen im Rahmen des Immunsystems ursächlich beteiligt. Es aktiviert die Verdauungsenzyme Chymotrypsin und Trypsin.

Im Rahmen der Neubildung von Eiweißstrukturen hat Serin eine wichtige biologische Funktion im Rahmen des RNA-Pools. RNA ist der Bote zwischen DNA und neu zu erstellendem Protein. Serin ist die Ausgangssubstanz und ein unerlässlicher Baustein für diese Moleküle.

Serin ist ein unerlässlicher Baustein der Phospholipide. Diese sind wichtige Bausteine der Membranen aller Zellen. Beispiele dafür sind Lezithin

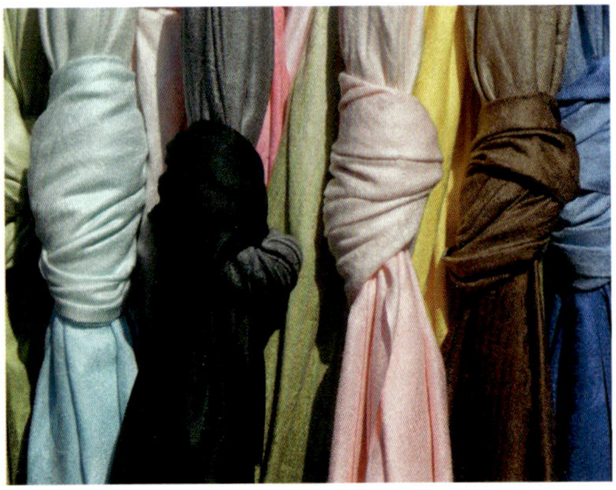

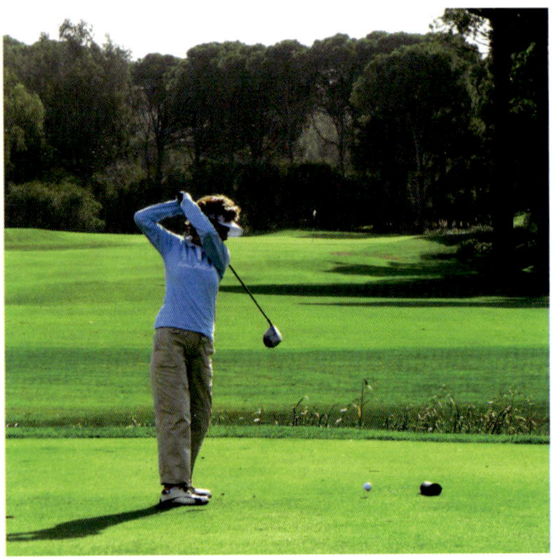

und Phosphatidylserin. Viele Studien wurden durchgeführt, da angenommen wurde, dass diese Substanzen gerade in Nervenzellen besondere Effekte haben müssten. Untersuchungsgegenstand waren unter anderem die Gedächtnisfunktionen, die Stressresistenz oder das Konzentrationsvermögen. Für Lezithin alleine konnten keine signifikanten Ergebnisse gefunden werden, anders verhält es sich mit Phosphatidylserin. Da konnte in einer Doppelblindstudie bewiesen werden, dass sich Hirnleistung und Gedächtnis bei älteren Menschen ohne manifeste **Demenz** signifikant verbesserte.

Ferner konnten die Auswirkungen von Stress neutralisiert werden. Das ging bis zur Regulierung von erhöhten Cortisol-Spiegeln. Auch mentaler und emotionaler Stress konnten besser weggesteckt werden.

In einem gewissen Maß ließ sich sogar die Konzentrationsfähigkeit verbessern, wie im Rahmen einer Untersuchung bei Golfern gezeigt wurde. Auch auf Stressreaktionen im Rahmen von Übertraining bei Leistungssportlern hatten Phospholipide positiven Einfluss und die negativen Auswirkungen von Übertraining konnten rascher behoben werden.

Glycin

Glycin ist nicht essentiell und die kleinste aller Aminosäuren, aber offenbar gerade dadurch sehr vielfältig einsetzbar.

Baustein vieler Proteine

- **Kollagen** ist der Grundbaustein der Stützstrukturen unseres Körpers, also Knochen, Knorpel, Sehnen, Bänder, Haut, Haare und Bindegewebe. Glycin stellt mit einem Drittel den Hauptanteil an diesen Strukturen.
- **Glutathion:** An diesem wichtigen, wenn nicht wichtigstem Antioxitans und Radikalfänger (siehe Kapitel Cystein) ist Glycin prominent beteiligt.
- **Hämoglobin:** Glycin ist die Ausgangssubstanz von Häm, dem Eisen-Komplex des Hämoglobins. Hämoglobin ist für den Sauerstofftransport im Organismus zuständig.
- **Kreatin:** Glycin dient als Ausgangssubstanz für Kreatin. Dieses Protein wurde ausführlich untersucht, wobei in der jüngsten Vergangenheit bewiesen wurde, dass es sich positiv auf Muskelmasse und -stärke bei sportlichem Training auswirkt. Im Zusammenspiel mit ATP, der „Energiewährung" des Körpers, hat es auch positive Auswirkungen auf den Energiehaushalt des Nervensystems und kann sogar Nervenzellabbau vermindern.
- Wichtiger Baustein von DNA und RNA.

Glycin ist eine der sogenannten glukogenen Aminosäuren und kann bei Energiemangel durch niedrige Blutzucker-Spiegel sofort Energie in Form von Glukose bereitstellen.
Glycin ist als Gegenspieler von Glutamat ein hemmender Botenstoff. Der Ausdruck „hemmend" weckt zuerst einmal eher negative Assozi-

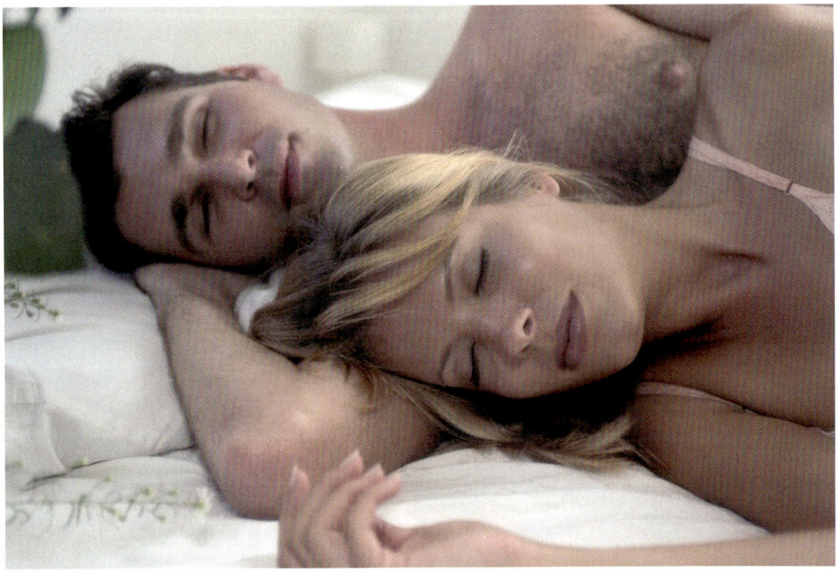

ationen. Das ist aber in diesem Zusammenhang absolut nicht gerechtfertigt, da für eine optimale Gehirnfunktion ein gutes Zusammenspiel zwischen erregenden und hemmenden Botenstoffen vorhanden und tätig sein muss.

Vor kurzem wurde herausgefunden, dass Glycin auch bei entzündlichen Vorgängen im Nervensystem entsprechende Abwehrzellen aktiviert. Entzündungen werden bei allen degenerativen Nervenerkrankungen als entscheidend angesehen.

Für Glycin ist nachgewiesen, dass es positive Auswirkungen auf das Schlafverhalten hat.

Asparagin

Asparagin ist die erste Aminosäure, die jemals isoliert werden konnte: Man schrieb das Jahr 1806. Dies erfolgte aus dem Spargel, was zur Namensgebung dieses Stoffes führte. Es sollte dann noch mehr als 100 Jahre dauern, bis man Asparagin als Aminosäure und damit als Eiweißbaustein einordnen konnte.
Asparagin ist eine nicht essentielle Aminosäure und befindet sich in starker und häufiger Wechselwirkung mit seiner Namensschwester, der Asparaginsäure.

Asparagin hat eine hohe Affinität zu Kohlenhydraten. Es ist hauptverantwortlich für die Verbindung von Eiweiß und Kohlenhydraten, also Zuckern.
Diese Glykoproteine haben vielfältige Aufgaben. So sind nahezu alle Transportproteine, die im Blut unterwegs sind, Glykoproteine. Alle Immunglobuline sind Glykoproteine und spielen eine große Rolle im Rahmen der Immunabwehr.
Besonders interessant sind die Glykoproteine, die in die Zellwand eingebaut sind. Sie weisen ausschließlich nach außen, da auch sie immunologische Funktionen haben. So sind z.B. die Blutgruppen durch solche Glykoproteine festgelegt. Sie sind in gewisser Weise für die Kommunikation der Zellen untereinander zuständig.

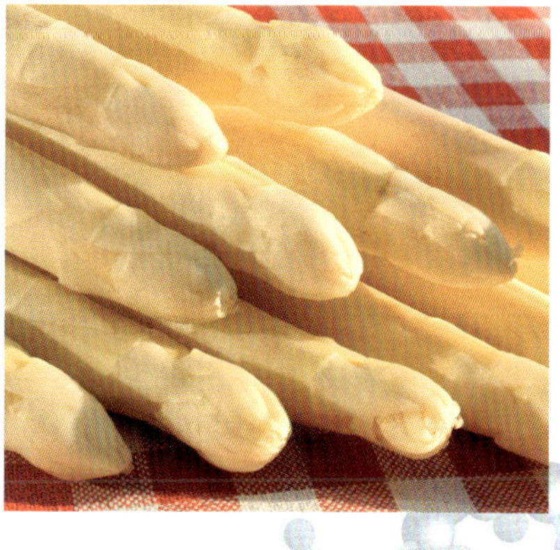

Wenn Asparagin zusammen mit Glukose oder Fruktose, also Trauben- und Fruchtzucker, sehr stark erhitzt wird, kann Acrylamid entstehen, eine potentiell krebserregende Substanz. Dies kann bei Kartoffeln und Getreide leicht passieren – Pommes frites sind ein Beispiel dafür.

Aquaporine

Aquaporine sind Kanäle in der Zellmembran. Am Beispiel der Blut-Hirn-Schranke kann man ermessen, wie wichtig diese Funktion ist. Schon ein bisschen mehr Wasser macht im Gehirn Riesenprobleme, da eine Schwellung innerhalb der Schädelkapsel ja keinen Platz zum Ausweichen hat.

Asparaginsäure

Asparaginsäure, auch Aspartat genannt, ist eine nicht essentielle Aminosäure. Sie fungiert als Botenstoff im Gehirn. Die Gehirn-Botenstoffe repräsentieren ein ausgeklügeltes System von erregenden und beruhigenden Substanzen, die im Idealfall im Gleichgewicht sind, sich aber auch kurzfristig anpassen können. Asparaginsäure ist ein erregender Botenstoff. Das legt die Idee nahe, dass ein bisschen Asparaginsäure wohl Müdigkeit und Konzentrationsprobleme bestens beseitigen könnte. Dies ist leider nicht der Fall. Ein Zuviel ist in diesem Fall genauso schlecht wie ein Zuwenig. Wenn es viel zu viel gibt, kann diese Substanz sogar Hirnschäden hervorrufen, indem es die Nervenzellen zum Absterben bringt. Sie konkurriert an einem ganz bestimmten Rezeptor mit anderen Aminosäuren, die als Botenstoffe fungieren (Glycin, Serin, Glutamat). Dieser Rezeptor heißt NMDAR, das steht für N-Methyl-D-Aspartat.

Dieser Rezeptor ist sehr wichtig für das Lernen und das Gedächtnis. An ihm wirken zelluläre Elemente und elektrische Kräfte zusammen, um die chemischen und physikalischen Voraussetzungen für das Lernen zu bieten. Aber noch einmal (weil es so wichtig ist): Die Botschaft darf nicht sein, einfach erregende Botenstoffe zuzuführen und zu meinen, damit kann man besser lernen! Das Gleichgewicht ist das Geheimnis!

Der zentrale Stoffwechselweg zur Energiegewinnung ist der sogenannte Zitronensäurezyklus. Dort können sowohl Kohlenhydrate als auch Fette und Proteine eingespeist werden. Letztlich bleiben ATP als energiereiches Substrat und Kohlendioxid und Wasser über. Ein faszinierendes Stück Natur! Asparaginsäure ist an diesem Vorgang als „Protein-Mitglied" prominent beteiligt.

Ammoniak entsteht bei bestimmten Stoffwechselvorgängen als Zwischenprodukt des Aminosäuren-Stoffwechsels. Im Normalfall wird er sofort weiterverarbeitet. Ammoniak wird dann entweder zu Glutaminsäure aufgebaut, die unter anderem auch als Vorstufe für die Synthese weiterer Aminosäuren dient. Er wird über die Leber zu ungiftigem Harnstoff abgebaut und über die Nieren entsorgt. Dies ist sehr wichtig, da zu viel Ammoniak das Gehirn schädigen kann. Wenn die Leberfunktion eingeschränkt ist, wie das z.B. bei **Leberzirrhose** der Fall ist, kann der Ammoniak-Abbau meistens nicht ausreichend erfolgen. Die entsprechende Hirnschädigung ist eine gefürchtete Komplikation.

Aspartam

Ein Wort zu Aspartam: Dieser Süßstoff ist in mehr als 9.000 Lebensmitteln enthalten und ihm wurde in Studien vollkommene Unbedenklichkeit attestiert. Er wurde sogar als natürlich bezeichnet. Die Inhaltsstoffe klingen ja auch harmlos, beziehungsweise sogar nützlich: Phenylalanin und Asparaginsaure, also zwei Aminosäuren. So weit, so gut, wobei beide im Übermaß auch schädlich sein können, wie in den entsprechenden Kapiteln nachzulesen ist. Es gibt allerdings noch eine dritte Komponente, nämlich Methanol, einen hochgiftigen Alkohol. Neben 50 Prozent Phenylalanin und 40 Prozent Asparaginsäure macht er 10 Prozent von Aspartam aus. Von der absoluten Menge her gering, aber dennoch besonders schädlich für unser Zentralnervensystem. Seit den 1980er Jahren tobt nun ein Kampf der Wissenschaftler, die einerseits die völlige Unschädlichkeit und andererseits die Gefährlichkeit des Aspartams betonen. Von der Amerikanischen Behörde FDA (Food and Drug Administration) wurde es auf Grund diverser Studien als völlig unbedenklich eingestuft. Mittlerweile häufen sich die Stimmen, dass dem nicht so ist. Jedenfalls wurde die entsprechende europäische Behörde, die EFSA (European Food Safety Authority) von der Europäischen Kommission aufgefordert, eine Stellungnahme abzugeben. Diese wird für 2012 mit großer Spannung erwartet.

Glutaminsäure

Glutaminsäure ist im Wesentlichen gleichbedeutend mit Glutamat und ist eine nicht essentielle Aminosäure. Die Botenstoffe im Gehirn repräsentieren ein ungeheuer kompliziertes Netzwerk an hemmenden und erregenden Signalen, die in einem Gleichgewicht zueinander stehen müssen.

Glutaminsäure ist ein bahnender, also beschleunigender Botenstoff und unterscheidet sich von seinem direkten Gegenspieler GABA (der Gamma-Amino-Buttersäure) chemisch nur durch ein geringfügiges Detail.

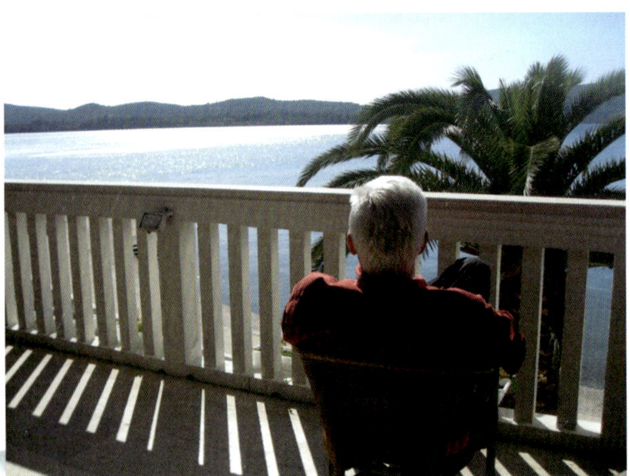

GABA ist der wichtigste hemmende Botenstoff und hat eine beruhigende, entspannende Wirkung.

Glutaminsäure kann Ammoniak entgiften, da es Glutamin bildet. Glutamin ist völlig ungiftig. Dies ist die einzige sinnvolle Möglichkeit, Ammoniak im Vergiftungsfalle wieder aus dem Gehirn herauszubekommen.

Glutaminsäure ist eine der drei Aminosäuren, aus denen Glutathion, ein überaus wichtiger Radikalfänger, besteht.
Glutamat ist für die Verteilung von Stickstoff (N) im Organismus zuständig und hat so eine verantwortungsvolle Position im Stoffwechsel. Zusammengefasst kann es folgende Substanzen bilden:

- GABA
- Ornithin und in weiterer Folge Arginin
- Glukose (Traubenzucker) zur Energiegewinnung
- Glutathion
- Stimuliert die Insulin-Ausschüttung

Glutamat als Geschmacksverstärker

Natrium-Glutamat wird sehr häufig als Geschmacksverstärker eingesetzt. Das klingt ja nicht weiter bedenklich, da es sich ja vordergründig um den Abkömmling einer Aminosäure handelt. Es ist aber ein klassisches Beispiel dafür, dass es nicht sinnvoll ist, nur einzelne Aminosäuren in hoher Dosierung anzuwenden. Als Botenstoff im Gehirn kann Glutamat die Blut-Hirn-Schranke ohne weiteres überwinden und bewirkt dort dann einen akuten Überhang an bahnenden Botenstoffen. Das kann nun dazu führen, dass man ein übersteigertes Hungergefühl hat und daher mehr isst, als dem Bedarf entspricht. In weiterer Folge können Symptome wie Kopfschmerzen, Herzklopfen, Schweißausbrüche und Blutdrucksteigerung auftreten. Diese Symptome sind auch als **„China-Restaurant-Syndrom"** bekanntgeworden. Es gibt zu diesem Thema viele Untersuchungen, die man in Kürze folgendermaßen zusammenfassen kann: Ungefähr ein Viertel der Bevölkerung reagiert auf diesen Geschmacksverstärker empfindlich. Die negativen Wir-

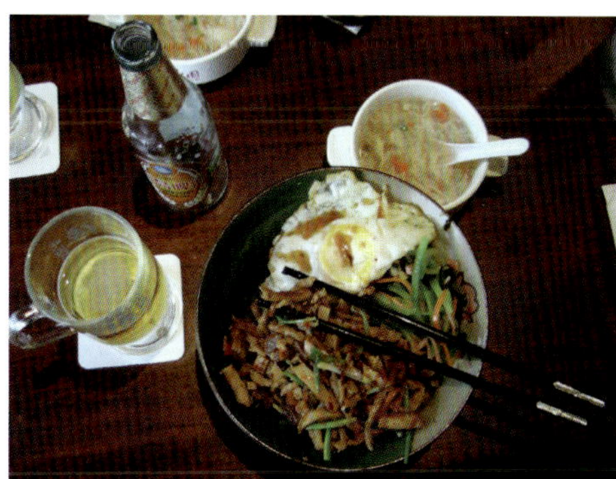

kungen können aber durch bestimmte Vitamine und sekundäre Pflanzenstoffe wieder aufgehoben werden, sodass im Rahmen eines gesunden Essens in der Regel keine Probleme auftreten. Wenn man allerdings unter **Migräne** leidet, sollte man mit diesem Stoff sehr sparsam umgehen und für Kleinkinder und Säuglinge wird vom Gebrauch abgeraten.

Glutamin

Diese Aminosäure ist im menschlichen Organismus mengenmäßig am häufigsten vertreten, ein Großteil davon befindet sich in den Muskeln. Sie ist normalerweise nicht essentiell, kann jedoch in Zeiten stark erhöhten Bedarfs essentiell werden. Dies ist zum Beispiel bei schweren Verletzungen, nach großen chirurgischen Eingriffen, bei massiven Infektionen und in Zeiten schnellen Wachstums der Fall. In diesen Fällen wird Muskeleiweiß sehr rasch abgebaut. Glutamin selbst ist chemisch ziemlich instabil. Das ändert sich, wenn es in Geweben eingebaut ist.

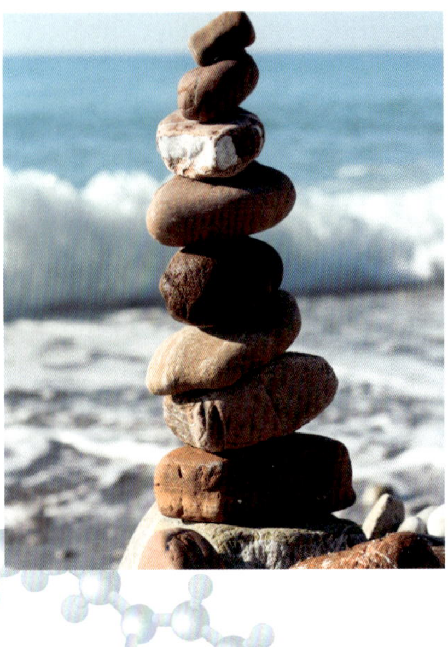

Im Gehirn gibt es einen engen Zusammenhang zwischen Glutamin und Glutamat (= Glutaminsäure). Wie schon angeführt, gehört Glutaminsäure zu den beschleunigenden Botenstoffen. Wann immer ein solcher benötigt wird, sorgt Glutamin für Nachschub. Glutamin kann aber auch der Ausgangsstoff für GABA sein, die Gamma-Amino-Buttersäure, einer der stark beruhigenden Botenstoffe. Eine wirklich interessante Doppelfunktion.

Glutamin ist für den Stickstofftransport zwischen den einzelnen Strukturen und Organen hauptverantwortlich. Wenn man so will, kann man Glutamin durchaus als eine Art „Stickstoffwährung" des Organismus bezeichnen. Auf diese Weise wird Ammoniak weiterverwendet. Ammoniak ist eine für den Organismus giftige Substanz, die beim Eiweißabbau laufend entsteht und mit Hilfe von Glutamin hauptsächlich über die Leber, aber auch über die Niere, entgiftet wird. In diesem Zusammenhang ist Glutamin an der Regulierung des Säure-Basen-Haushalts beteiligt.

Glutamin spielt eine entscheidende Rolle beim Eiweißaufbau. Es stimuliert das Wachstumshormon auf natürliche Weise und regt so die Proteinsynthese im Muskel an, hat also eine anabole, muskelaufbauende Funktion.

Glutamin spielt auch eine entscheidende Rolle im Energie-, also im Kohlenstoff-Stoffwechsel, da es als Reserve für die Glukose-Produktion zur Verfügung steht. Man geht davon aus, dass fünf Prozent der dem Organismus zur Verfügung stehenden Glukose aus Glutamin stammt. Dieser Vorgang erfolgt hauptsächlich über die Niere, es wird aber auch Muskel-Eiweiß dafür herangezogen.

Glutamin versorgt vor allem die Zellen des Verdauungstraktes mit Energie.

Glutamin stellt Energie im Falle von Sauerstoffmangel zur Verfügung, indem es den aeroben Stoffwechsel in den Mitochondrien zur Verfügung, indem dort den aeroben Stoffwechsel länger aufrechterhält. Dieser kann nämlich am effizeintesten Energie zur Verfügung stellen.

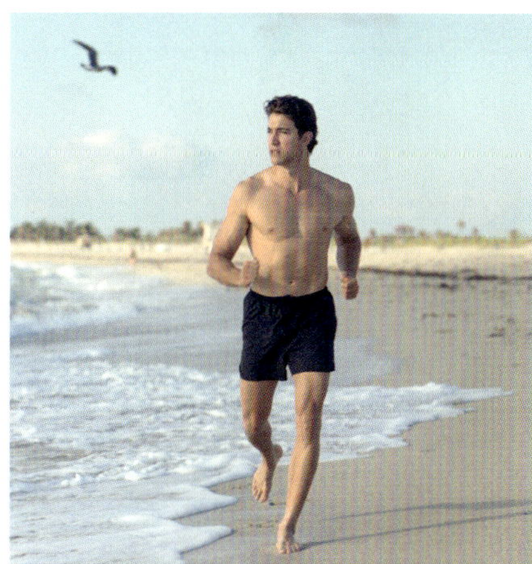

Glutamin ist unerlasslich für das Funktionieren diverser Zellen des Immunsystems, nämlich der Lymphozyten und der Fresszellen. Es liefert diesen weißen Blutzellen den Stickstoff für die Produktion von Antikörpern. Das ist einer der naheliegenden Gründe, warum bei katabolen (abbauenden) Zuständen das Immunsystem noch zusätzlich geschwächt ist.

Es gibt Untersuchungen über den Einfluss von Übertraining auf das Immunsystem. Dabei konnte gezeigt werden, dass der Plasma-Spiegel von Glutamin in dieser Situation stark erniedrigt und das Immunsystem dadurch in seiner Funktion beeinträchtigt ist.
Studien belegen, dass Glutamin eine große Rolle als Antioxidans spielt und das sogenannte REDOX-Gleichgewicht in den Kraftwerken der Zellen, den Mitochondrien, aufrechterhält. Bei starkem Mangel an Glutamin kann es sogar zu einer Verringerung der Zahl von Mitochondrien kommen, denn es ist ein Bestandteil von Glutathion, einem der wichtigsten Radikalfänger des menschlichen Organismus.

Alanin

Alanin ist eine nicht essentielle Aminosäure mit einer relativ einfachen chemischen Struktur, die prozentual sehr häufig in Proteinen zu finden ist. Es ist neben Glutamin die einzige frei zirkulierende Aminosäure und erfüllt dementsprechend vor allem Transportfunktionen.

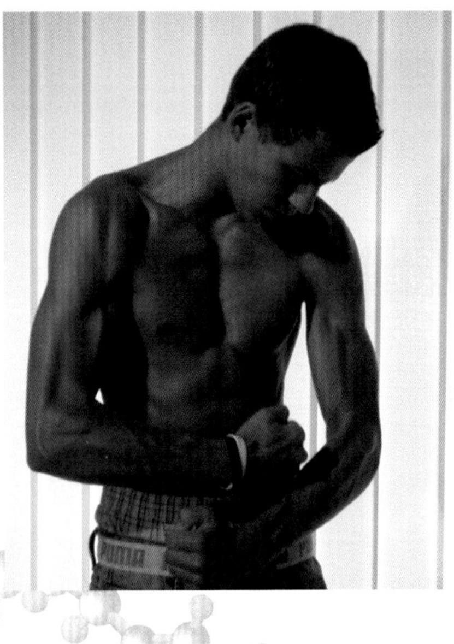

Alanin ist ein prominenter Bestandteil des Muskelproteins. Es ist für die Energiegewinnung im Muskel von Bedeutung. Es sammelt Stickstoff von den diversen Strukturen, bringt sie zur Leber und führt sie dort der Verwertung bzw. Entgiftung zu. Die Stoffwechselprodukte, die im Muskel beim Abbau von Alanin entstehen, werden in der Leber bei Bedarf zu Glukose, also Traubenzucker, umgewandelt und können so dem Muskel wieder zur Energiegewinnung zur Verfügung stehen – ein sehr sinnvoller und effizienter Kreislauf.

Stoffwechselfunktionen:

- Bestandteil von Vitamin B_5, das wiederum ein Vorläufer von Coenzym A, einem wichtigen Stoffwechselprodukt, ist
- Beteiligt am Abbau von Tryptophan, genau genommen ein Zwischenprodukt, das aber natürlich ganz normal als Alanin Eingang in den Stoffwechsel findet.
- Es gibt Hinweise, dass Alanin eine gewisse Rolle in der **Prostata** und beim Prostatasekret spielt. In den USA wurde ein Produkt als „prostate-formula" patentiert und zugelassen, das neben Vitaminen auch Alanin, Glutaminsäure und Glycin enthält.

Alanin spielt in Zusammenarbeit mit den Lymphozyten eine wichtige Rolle im Rahmen des Immunsystems.

Carnosin

Carnosin ist ein kleines Protein, das aus den beiden Aminosäuren Beta-Alanin und Histidin besteht. Es ist ein sehr potentes Antioxidans und hat die Fähigkeit, Metalle auszuleiten. Es spielt daher eine große Rolle im Rahmen der **Anti-Aging-Medizin**. Menschliche Zellkulturen überlebten mit Zugabe von Carnosin signifikant länger.

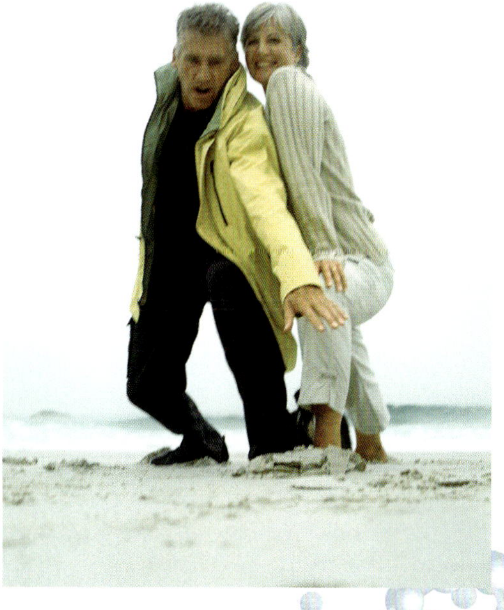

Seine antioxidativen Eigenschaften stellt Carnosin unter Beweis, indem es eine positive Wirkung in Prophylaxe und Therapie von **grauem Star (Katarakt)** hat.

Außerdem gibt es zahlreiche Untersuchungen, die eine positive Wirkung

von Carnosin auf das Gehirn und das Nervensystem nachweisen. So wurden in einer Doppelblindstudie deutliche Verbesserungen bei Kindern festgestellt, die an Autismus leiden. Da bei Autismus entzündliche Komponenten im Spiel sind, kommt dabei vermutlich die große antioxidative Kapazität von Carnosin zum Tragen.
Es ist belegt, dass Carnosin Hirngewebe im Falle eines **Schlaganfalls** vor den schädlichen Folgen der mangelnden Blutversorgung schützen kann.

Prolin

Prolin ist eine nicht essentielle Aminosäure, die aus der ebenfalls nicht essentiellen Glutaminsäure gebildet wird. Prolin ist in seiner Funktion aber sehr wohl essentiell, da es ein entscheidender Bestandteil aller Stützstrukturen unseres Körpers ist. Bei dieser Aufgabe arbeitet Prolin eng mit Lysin zusammen.

Prolinvorkommen:

- Haut
- Bindegewebe
- Sehnen
- Bänder
- Knorpel
- Knochen
- Gelenke

Sie alle bestehen zu einem Gutteil aus Kollagen und hiermit aus Prolin. Genaugenommen ist der Bestandteil dieser Strukturen Hydroxyprolin, das aus Prolin unter Beteiligung von Vitamin C gebildet wird. Bei verstärktem Knochenabbau, der **Osteoporose,** kann man folgerichtig die Aktivität dieses Leidens bestimmen, indem man das im Harn ausgeschiedene Hydroxyprolin bestimmt.

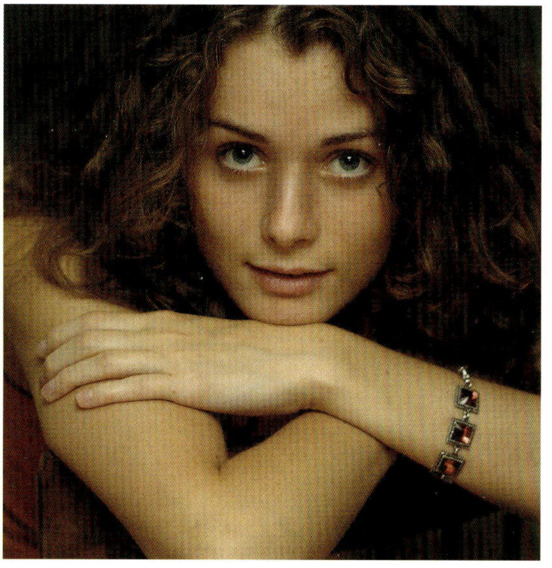

Es hat auch wichtige Funktionen beim Wiederaufbau dieser Strukturen im Rahmen der Wundheilung. Bei großflächigen Verbrennungen können Gaben von Prolin die Heilung beschleunigen.

Linus Pauling, Nobelpreisträger für Chemie, stellte im Rahmen seiner Forschungsarbeiten fest, dass Gaben von Prolin, Lysin und hochdosiertem Vitamin C in der Lage sind, **arteriosklerotische Ablagerungen** an den Gefäßwänden zu reduzieren beziehungsweise deren Ausbildung zu verhindern.

Prolin ist eine jener Aminosäuren, die bei extremen Anstrengungen relativ rasch als Reserve für die Gewinnung von Glukose zur Verfügung stehen.

Noch einige oft zitierte Verwandte

Hier werden noch einige wichtige Aminosäuren vorgestellt, die aber nicht am Aufbau der Strukturen beteiligt sind.

Taurin

Taurin ist nicht essentiell. Es wird vom Körper selbst aus Methionin und in weiterer Folge aus Cystein gebildet und ist auch, streng genommen, keine Aminosäure, weil ihm ein Säurekennzeichen, nämlich die Carboxygruppe, fehlt. Dennoch wird es, ein bisschen salopp, den Aminosäuren zugerechnet. Eine Aminogruppe hat es ja immerhin. Taurin hat relativ starke antioxidative Eigenschaften. Es ist vermutlich genau aus diesem Grund prominent im Auge vertreten, da dort durch die Photoreaktionen besonders viele freie Radikale anfallen. Taurin hat membranstabilisierende Eigenschaften, indem es den Natrium-/Kaliumverkehr durch die Zellwand regelt und am Calcium-Haushalt der Zellen beteiligt ist. Aus diesen stabilisierenden Eigenschaften erklären sich zwei weitere Wirkungen des Taurins: Es kann **unrhythmischen Puls** korrigieren, die **Kontraktionskraft des Herzens** steigern und **epileptische Anfälle** kupieren.

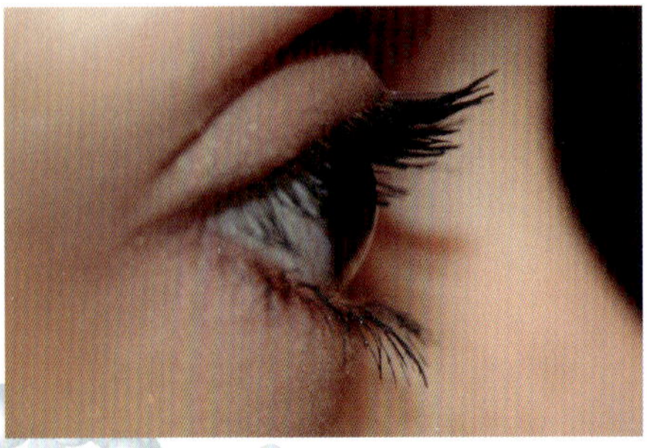

Taurin ist an der Bildung der Gallensäuren in der Leber beteiligt, die für die **Fettverdauung** unerlässlich sind.

Im Rahmen einer Untersuchung konnte eine gewisse Leistungssteigerung durch die Gabe von Taurin nachgewiesen werden. Es beschleunigte darüber hinaus den Heilungsprozess bei Sportverletzungen.

Ornithin

Ornithin erfüllt wichtige Aufgaben im Rahmen der Entgiftung von Ammoniak. Die Entgiftungsaufgabe erfüllt es aber so effizient, dass es gemeinsam mit Asparaginsäure sogar erfolgreich bei Lebererkrankungen eingesetzt wird, um eventuell drohende Hirnschäden durch Ammoniak zu verhindern.

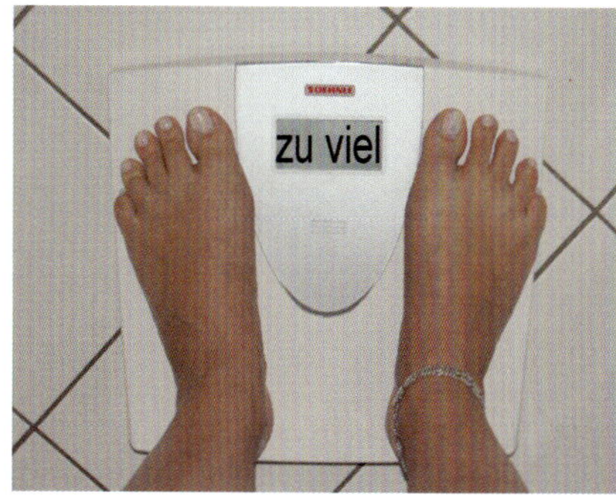

In hoher Dosierung kann es sogar die Ausschüttung von Wachstumshormon geringfügig stimulieren, das hilft beim Gewichtsab- und beim Muskelaufbau.

Citrullin

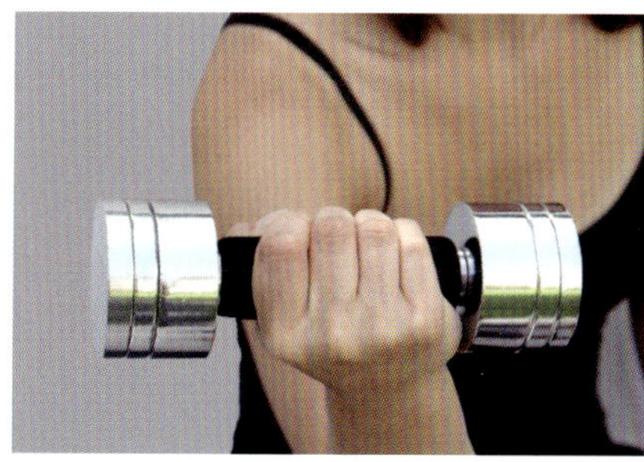

Citrullin ist ein Zwischenprodukt im Harnstoffzyklus. Seine zentrale Aufgabe besteht darin, Arginin bei der Entgiftung von Ammoniak zu unterstützen. Dabei werden Stickstoffabfälle aus dem Körper entfernt.

Dem Citrullin werden leistungssteigernde Effekte hinsichtlich der Muskelkraft nachgesagt. Möglicherweise entsteht dieser Eindruck aber dadurch, dass Citrullin ja letztendlich wieder in Arginin übergeführt wird und dadurch eine Verbesserung der Durchblutung der Muskulatur die Folge ist.

Im Rahmen von nitrosativem Stress wird Citrullin vermehrt mit dem Urin ausgeschieden und dient so als Diagnostikum. Nitrosativer Stress entsteht, wenn zu viel NO vorhanden ist.

Wie fast immer, so gilt auch hier: NO ist unverzichtbar und hat wunderbare Wirkungen, aber ein Zuviel schädigt mehr als es nutzt.

Aminosäuren und das Immunsystem

Das Immunsystem ist in aller Munde, aber wie funktioniert es eigentlich?

Bevor wir die sehr wichtige Rolle der einzelnen Aminosäuren im Rahmen des Immunsystems besprechen, folgt ein kurzer Überblick über Aufbau und Funktion des Immunsystems.

Ohne Immunsystem gibt es kein Überleben. Ohne Immunsystem ist der Tod durch äußere Eindringlinge, also durch Infektionen, unvermeidbar. Einige Zellen, allen voran die Lymphozyten, haben sehr wichtige Funktionen im Rahmen dieses Systems. Sie haben die Aufgabe, zwischen Freund und Feind zu unterscheiden. Sie erlernen daher, eine schier endlose Zahl von fremden Eindringlingen zu erkennen und entwickeln ein tolles Gedächtnis in diese Richtung. Sie erkennen alte Feinde auch noch nach langer Zeit, ein zweites Mal hat ein und derselbe Eindringling keine Chance mehr. Das bedeutet in der Praxis, dass wir gegen viele Infektionen, die wir einmal hatten, immun sind, sie also nie mehr bekommen können. Für uns selbstverständlich, aber eigentlich eine wirklich tolle Leistung.

Zur Klärung der Begriffe: Als Antigene bezeichnet man die Eindringlinge, als Antikörper die vom Körper gebildeten Abwehr-Proteine.

Wir unterscheiden zwischen dem

- angeborenen und
- erworbenen

Immunsystem.

Das angeborene Immunsystem besteht im Wesentlichen aus folgenden Komponenten:

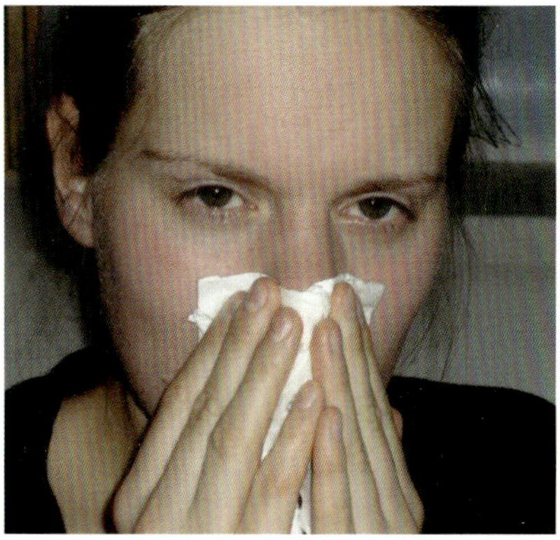

- **Natürliche Barrieren,** die durch die oberste Zellschicht im Atmungs- und Verdauungstrakt gebildet werden.
- **Weiße Blutzellen.** Das sind Lymphozyten, Granulozyten und Monozyten. Diese agieren dann zum Beispiel als Fresszellen und umschließen einen Eindringling – z.B. Bakterien oder Parasiten – und machen ihn so unschädlich oder als Natural-Killer-Zellen, die für Viren und Tumorzellen zuständig sind.
- **Humorale Faktoren.** Das sind diverse Proteine, die als Antwort auf Eindringlinge gebildet werden, wie Interferone, Lysozyme.
- **Dendritische Zellen.** Diese binden Antigene und präsentieren sie den speziellen Abwehrzellen, worauf diese spezifisch reagieren können.

Das angeborene Immunsystem reagiert sehr rasch, ist aber nicht spezifisch und hat auch keinen Memory-Effekt. Falls dadurch ein Eindringling nicht zur Gänze dingfest gemacht werden kann, tritt das erworbene Immunsystem auf den Plan.

Das erworbene Immunsystem besteht aus folgenden Komponenten:

- **T-Lymphozyten.** Diese bilden spezielle Antikörper, sogenannte Immunglobuline, die eingedrungene Mikroorganismen neutralisieren können.
- **B-Lymphozyten.** Diese können Eindringlinge durch Toxine ausschalten, z.B. Zytokine, oder andere Immunzellen aktivieren.

Der Großteil dieser beiden Zellarten ist in der Milz und den Lymphknoten gespeichert. Einige dieser Zellen leben besonders lange, da sie sich als sogenannte Gedächtniszellen bestimmte Eindringlinge merken und auf diese Art sofort eliminieren.

Beide Immunsysteme können nur adäquat funktionieren, wenn ausreichend Aminosäuren für die Synthese der Abwehr-Proteine vorhanden sind. Das wurde erst kürzlich wieder durch Untersuchungen bewiesen. Für ein gut funktionierendes Immunsystem ist also eine ausreichende Zufuhr von Aminosäuren von entscheidender Bedeutung.

Die Abwehrkräfte stehen besonders in der kalten Jahreszeit unter einer Dauerbelastung und werden zu Höchstleistungen gefordert. Jeden Tag attackieren uns feindliche Bakterien und Viren. Auch wenn wir essen oder trinken, strömen unzählige Krankheitserreger in unseren Körper. Jede Berührung kann uns mit schädlichen Mikroorganismen in Kontakt bringen. Das Immunsystem ist unsere körpereigene Schutztruppe, die Tag und Nacht darüber wacht, dass die Eindringlinge keinen Schaden in unserem Körper anrichten. Der Körper muss aber auch Feinde von innen, wie zum Beispiel entartete Zellen, unschädlich machen können. Das Immunsystem kann solche fremde und unerwünschte Zellen erkennen, unschädlich machen und aus dem Körper ausschleusen. Die natürlichen Killerzellen erkennen Tumorzellen und können sie abtöten und entfernen.

Bei häufig wiederkehrenden Infekten signalisiert uns der Körper, dass das Immunsystem überfordert ist. Eine wichtige Voraussetzung für dessen gutes Funktionieren kann man einfach dadurch schaffen, dass man dem Organismus genügend Baumaterialien für die vielfältigen Aufgaben zur Verfügung stellt. Aminosäuren spielen da eine entscheidende Rolle, allerdings kommt es gerade dabei auf eine ausgewogene Zusammensetzung und ausgeklügelte Dosierung an, da ein Zuviel ebenso kontraproduktiv sein kann wie ein Zuwenig.

Verschiedene Aminosäuren spielen eine besonders wichtige Rolle im Rahmen des Immunsystems.

Arginin

Arginin ist besonders wichtig für das Immunsystem. Es fördert die Ausschüttung von Wachstumshormon und Insulin. Diese beiden Hormone sind am Stoffwechsel von Glukose und Aminosäuren in den Muskeln und in der Leber prominent beteiligt und für die Nährstoffversorgung der weißen Blutzellen zuständig. Das Wachstumshormon fördert die Bildung von T-Lymphozyten, unterstützt deren Funktionen und auch die Funktion der dendritischen Zellen. Arginin unterstützt die Fresszellen bei der Abwehr von Tumorzellen.

Ganz entscheidend für die Funktion der Abwehrzellen ist die Produktion von NO, dem Stickstoff-Monoxid. Dieser Stoff ist nicht nur für die Durchblutung wichtig, sondern auch als direktes Mittel zum Abtöten von Bakterien, Viren, Pilzen, Parasiten und letztlich auch von entarteten, also Tumorzellen. Genau dieser so hilfreiche Mechanismus kann aber bei Überdosierung seine Schattenseiten haben. Dann wirkt der wie freie Ra-

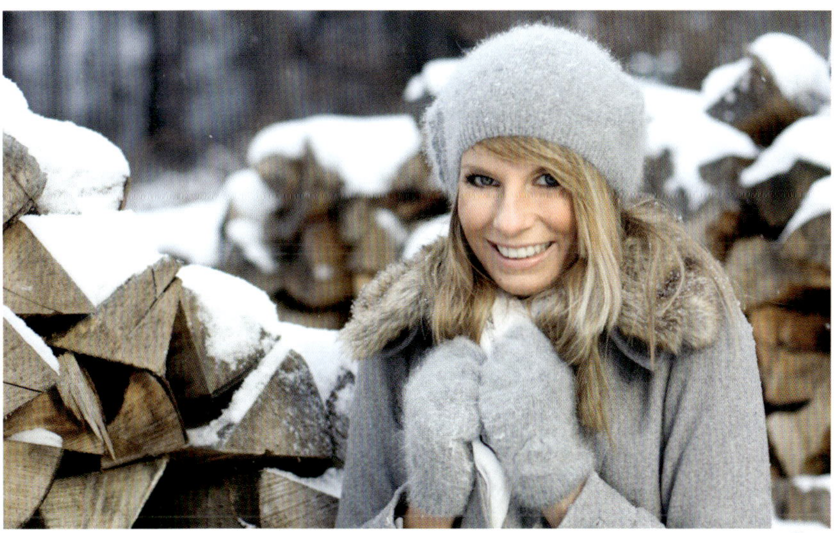

dikale und kann die Zellen schädigen. Es ist also nicht sinnvoll, ungezielt große Mengen an Arginin einzunehmen. Die Dosis und das Zusammenspiel aller Faktoren müssen immer berücksichtigt werden. Ein Zuviel ist in manchen Fällen genauso schädlich wie ein Zuwenig.

Glutathion

Glutathion besteht aus den Aminosäuren Cystein, Glyzin und Glutaminsäure und ist einer der wichtigsten Radikalfänger in unserem Organismus und kommt dementsprechend in allen Zellen vor. Seine Synthese hängt im Wesentlichen von der Zufuhr der schwefelhaltigen Aminosäuren Methionin ab. Es ist sehr reaktionsfreudig und kann so direkt schädliche Stoffe binden und entgiften, und die Anwesenheit von Glutathion in der Zelle ist für deren Immunfunktionen von entscheidender Bedeutung. Zu wenig Methionin und in der Folge zu wenig Cystein beeinträchtigen die immunologischen Vorgänge entscheidend.
Jede dieser drei Aminosäuren hat aber auch noch eigenständige wichtige Aufgaben im Rahmen des Immunsystems. Glycin wirkt antientzündlich und Glutaminsäure ist bedeutsam für das klaglose Funktionieren der Darmschleimhaut, die ja eine entscheidende Barriere für schädliche Eindringlinge darstellt.

Alanin

Alanin kann Glukose in den Leberzellen bilden und ist so eine wichtige Energiequelle für die weißen Blutzellen.

BCAAs

Die drei Aminosäuren Leucin, Isoleucin und Valin sind nicht nur für die Muskeln, sondern auch für das Immunsystem sehr wichtig, wobei auch hier Leucin wieder eine führende Rolle einnimmt. Ein Mangel oder eine unausgewogene Zufuhr von BCAAs führt zu einer Beeinträchtigung der Immunantwort. Dies kommt besonders zum Tragen, wenn die Proteinzufuhr insgesamt eher niedrig ist.

Glutamin

Glutamin ist ein sehr wichtiger Energielieferant für die Zellen des Immunsystems. Ähnlich wie Arginin deckt es das ganze Spektrum von der Bildung der Zellen über vermehrte Ausschüttung der Antikörper bis hin zur klaglosen Funktion der Fresszellen ab. Diverse Untersuchungen zeigen, dass unter der Gabe von Glutamin bei größeren Operationen wesentlich weniger Infektionen auftraten.

Lysin

Die ungenügende Zufuhr von Lysin führt unweigerlich zu einer verminderten Proteinsynthese und hiermit auch automatisch zu einer Einschränkung der Immunantworten des Organismus. Lysin geht aber sogar noch einen Schritt weiter: Es ist nachgewiesen, dass äußerliche und innere Anwendung von Lysin **Herpesinfektionen**, also Fieberblasen, schneller abheilen lässt.

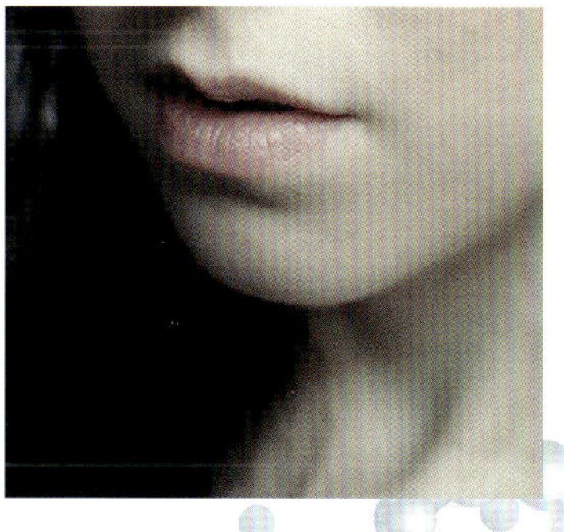

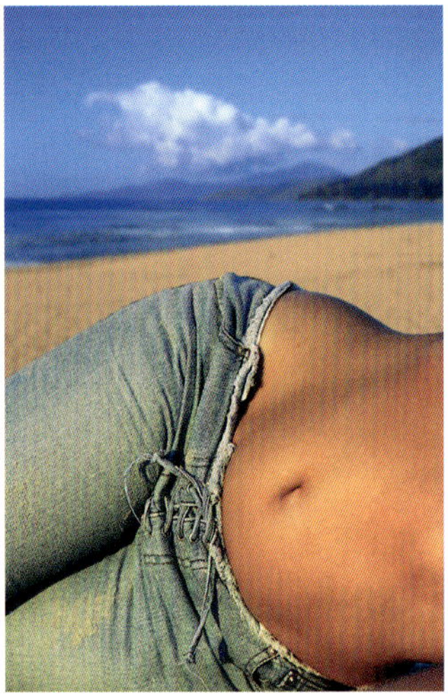

Histidin

Die Aufgabe von Histidin im Rahmen des Immunsystems liegt in der Produktion von Histamin, das unter anderem bei Entzündungsprozessen eine große Rolle spielt.
außerdem konnte gezeigt werden, dass Histidin die Schwächung des Immunsystems durch UV-Bestrahlung abmildern kann und offensichtlich gerade bei der Immunfunktion der Haut sehr wichtig ist.

Phenylalanin und Tyrosin

Eine ausreichende Zufuhr von Phenylalanin ist für die Stickstoffmonoxid-Produktion in den Leukozyten und damit für deren Immunfunktionen ausschlaggebend. Als Vorstufe von Tyrosin und in der Folge von Adrenalin und Schilddrüsenhormonen ist Phenylalanin für das Immunsystem und die Kontrolle von Entzündungsprozessen wichtig.

Prolin

Ausreichende Mengen von Prolin haben einen hohen Stellenwert bei den Immunaufgaben des Darmes, insbesondere bei der Abwehr von schädlichen Bakterien.

Threonin

Threonin ist bedeutsam für die Bildung von Antikörpern. Dies hängt vermutlich mit seiner Bedeutung für die Schleimschicht im Darm zusammen.

Tryptophan

Tryptophan ist nicht nur als Vorstufe für den Gehirnbotenstoff Serotonin wichtig, sondern auch für bestimmte Stoffe, die im Rahmen des Entzündungsgeschehens eine Rolle spielen.

Aminosäuren und Sport

Schneller, höher, weiter …

Angesichts der immer wieder aufflammenden Dopingproblematik ist es wichtig, die Athleten im Leistungs-, aber auch Hobbysport auf die Möglichkeit hinzuweisen, mit natürlichen Mitteln eine Leistungsoptimierung zu erreichen.
Im Leistungssport, aber auch im Hobbysport, haben sich so hohe Leistungsmaßstäbe entwickelt, dass ständig nach neuen Maßnahmen zur Leistungssteigerung gesucht wird. Doping mit anabolen Hormonen und anderen nicht erlaubten Substanzen, wie z.B. Erythtropoetin, ist leider noch immer eines der größten Probleme des Leistungssports. Im Gegensatz zu unfairen, ärztlich-ethisch nicht vertretbaren und auch strafbaren Dopingmaßnahmen ist es daher umso wichtiger, das Thema Leistungsoptimierung auf natürliche Weise und als ganzheitliches Konzept einer zeitgemäßen Sporternährung allen Sportlern näherzubringen.
Bei der Ernährung von Sportlern hat man sich ausschließlich auf das Wiederauffüllen der entleerten Energiespeicher beschränkt. Dabei wurde auf die Bedeutung des richtigen Baumaterials für den Wiederaufbau

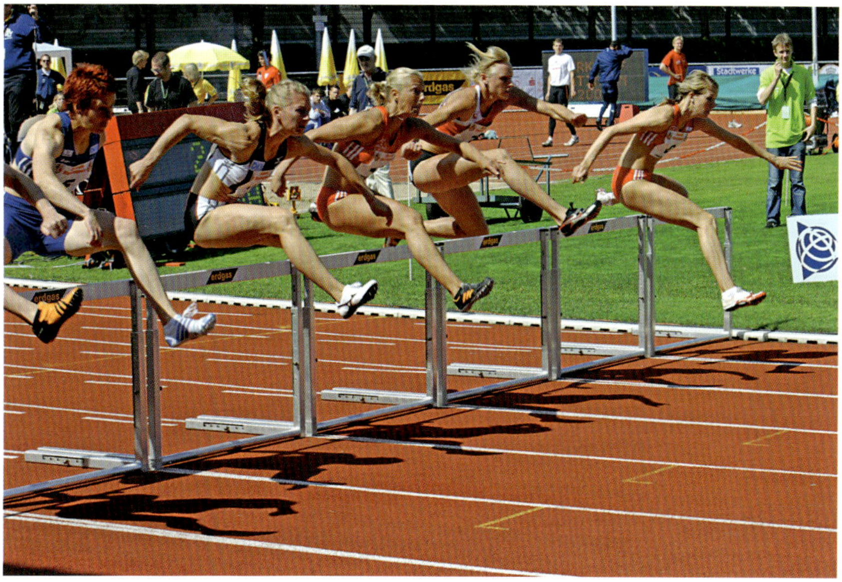

der bei Höchstleistung be- und überbelasteten Strukturen vergessen. Gerade hier spielen Aminosäuren eine herausragende Rolle, da durch die gezielte und individuelle Zufuhr von Aminosäuren ein entscheidender Beitrag zur Regeneration geleistet werden kann.

So konnte in mehreren Untersuchungen nachgewiesen werden, dass die Zufuhr von essentiellen Aminosäuren die Proteinsynthese in den Muskeln stimuliert. Dies erwies sich als wirkungsvoller als eine alleinige Ergänzung mit BCAAs, die ja als „Muskel-Aminosäuren" gelten. Im Sportbereich sind Eiweißpräparate oder Eiweißhydrolysate schon seit langer Zeit in Verwendung. Allerdings sind freie, also nicht eiweißgebundene Aminosäuren einem Eiweißpräparat überlegen, wie D. Paddon-Jones 2006 berichtete.

Warum soll man substituieren?

Seit langem ist aus sportmedizinischen Untersuchungen bekannt, dass bei körperlicher Belastung erhebliche Mengen an Aminosäuren verloren gehen. Zunächst wurde die vermehrte Harnstoffbildung auf den Abbau der Aminosäure Alanin zurückgeführt, bis man zeigen konnte, dass alle Aminosäuren unter Belastung abgebaut werden. Man weiß heute, dass intensives Kraft- oder Ausdauertraining in einem Fitness-Studio zu einem Aminosäurenverlust von ungefähr 20 Gramm führen. Ein Marathonlauf bei einer Laufzeit von drei Stunden verbraucht bereits 40 Gramm Aminosäuren. Die gesamte verfügbare Menge an Aminosäuren beträgt beim Menschen ca. 100 Gramm, wovon 90 Prozent in den Zellen lokalisiert sind und dort vor allem zur Proteinsynthese verwendet werden. Ein Verlust von 20–40 Prozent des Depots entspricht dem Zustand bei schweren Erkrankungen. Das Fehlen an Proteinbausteinen und ein ungleichmäßiger Verlust einzelner Aminosäuren, können zu einer Störung des Aminosäurengleichgewichts und somit zu einer Beeinträchtigung der Proteinsynthese führen. Dadurch wird der erwünschte Trainingseffekt auf die Muskulatur gefährdet und es kann in der Folge zu einem Muskelabbau statt Muskelaufbau kommen. Dies ist eine charakteristische Folge eines Übertrainings, das nicht mit einer Aminosäuren-Substitution abgefangen wird.

Diese Veränderungen im Aminosäurenhaushalt schränken aber auch die Regenerierfähigkeit ein, wozu auch die Entgiftung des belastungsbedingten Ammoniaks zählt, der durch die Leber mithilfe von Aminosäuren im Harnstoffzyklus erfolgt. Es ist wichtig, den Verlust an Aminosäuren dem Organismus zuzuführen und damit die Proteinsynthese und Regeneration zu verbessern. Die normale Ernährung allein ist dazu völlig ungeeignet. Auch eine Zufuhr von Eiweiß bei Trainingsende ist nicht ausreichend, da die Verdauung und Aufnahme der Aminosäuren aus dem Eiweiß zu langsam erfolgt. Hier müssen freie Aminosäuren eingesetzt werden. Die Zufuhr freier Aminosäuren erlaubt eine vollständige Resorption nach bereits 20 bis 30 Minuten. Das Fenster, in dem Aminosäuren nach einer Trainingseinheit zugeführt werden müssen, beträgt 60 Minuten.

Für das Wiederauffüllen der Muskeln mit Glykogen werden in der Regel Kohlenhydrate empfohlen. Man kann aber die Menge an Kohlenhydraten stark reduzieren, wenn man zu diesem Zweck Aminosäuren einsetzt. Das hat noch den zusätzlichen Effekt der Regeneration der Strukturen. Allgemein anerkannt ist, dass der Bedarf an Aminosäuren bei intensiver sportlicher Tätigkeit zwei- bis dreimal höher ist als bei Menschen, die keinen Sport betreiben. In der Welt des Sports kennt man Aminosäuren als leistungssteigernde Substanzen schon lange.

Bei untrainierten Sportlern sind sowohl der Proteinab- als auch -aufbau in den Muskeln nach einem Training erhöht. Eine Substitution mit Aminosäuren nach einem Training führt durch die Stimulierung des Aminosäurentransports in die Muskeln zu einer darüber hinausgehenden weiteren Steigerung der Proteinsynthese. Der stimulierende Effekt von Aminosäuren auf die Proteinsynthese im Muskel ist nach einem Training größer als bei Ruhe.

Das zeigt auf, dass ein genaues Timing bei der Aminosäurenergänzung zu beachten ist. Untersuchungen zur Freisetzung des Wachstumshormon (HGH) bei einem Training ergaben, dass ein Anstieg des Hormons bis auf das 100-fache der Ausgangswerte erreicht wird. Dieser Wert bleibt eine Stunde lang um den zehnfachen Ausgangswert erhöht. Um die anabole Wirkung von HGH auszunutzen, ist ein „Fenster“ von einer Stunde für eine effiziente Aminosäureneinnahme unbedingt einzuhalten. Das Wachstumshormon spielt auch bei der Säure-Basen-Homeostase eine wichtige Rolle und übt daher während eines Trainings und danach einen positiven Effekt auf die Performance aus.

Bekannt ist, dass Sportler – besonders bei Ausdauersportarten mit Wettkämpfen im Freien – häufig an immer wiederkehrenden Infekten leiden, die zu einer Leistungsminderung führen. Man nimmt an, dass es beim Ausdauersport zu einer Immunsuppression kommt, die unter anderem die Natural-Killer-Zellaktivität und die Lymphozyten betrifft. Mit einer Aminosäuren-Supplementierung wird eine Verbesserung der Immunabwehr erreicht. Die essentielle Aminosäure Arginin hat daran einen hohen Anteil.

Leistungsoptimierung und Verbesserung der Regeneration mit Aminosäuren

Viele Studien haben sich mit der Frage beschäftigt, ob eine Leistungssteigerung durch Ernährungsstrategien oder Nahrungsergänzung möglich ist.

Leistungssteigernde Substanzen lassen sich in vier Gruppen einteilen	
1)	Substanzen, die anabol (muskelaufbauend) wirken (z.B. Aminosäuren)
2)	Stoffe, die eine rasche Energie mobilisieren (z.B. Kohlenhydrate)
3)	Substanzen, die die Regeneration beschleunigen (z.B. Antioxidantien und Aminosäuren)
4)	Substanzen mit anderen Kriterien der Trainingsphysiologie (z.B. Bikarbonate und Vitamine)

Aminosäuren können zur Energiegewinnung herangezogen werden. Im Muskel werden nämlich die sogenannten verzweigtkettigen Aminosäuren (BCAAs), das sind die essentiellen Aminosäuren Leucin, Isoleucin und Valin, umgebaut, sodass die Leber daraus Glukose, also Zucker, bilden kann. Beim Ausdauertraining wird die Menge der BCAAs im Blut durch einen sogenannten Muskelkatabolismus, das ist ein Muskelabbau, aufrechterhalten. Sinkt der Blutspiegel der BCAAs zu stark ab, dann gelangt Tryptophan vermehrt über die Bluthirnschranke ins Gehirn, und es kann zu Müdigkeit kommen. Das lässt sich durch eine Ergänzung mit einem optimierten Gemisch von essentiellen Aminosäuren vermeiden. Eine alleinige Zufuhr von BCAAs führt zu einem Aminosäurenungleichgewicht und ist daher kontraproduktiv. Eine orale Supplementierung mit Aminosäuren zwischen ein bis zwei Stunden vor einem Training kann den Eiweißabbau im Muskel hintanhalten und somit Muskelschäden, die während eines Trainings entstehen, gering halten.

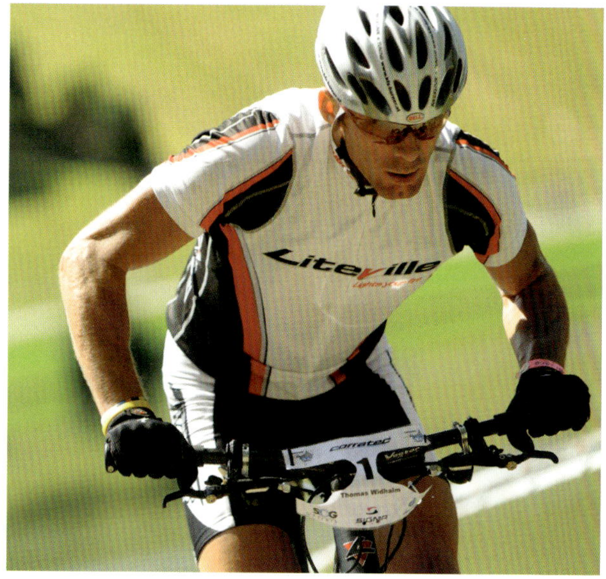

Die Qualität der Regeneration und die Regenerationsdauer des Muskels nach einem Training lässt sich mit einem optimierten Aminosäurenpräparat, das auch Arginin enthält und oral eingenommen wird, verbessern. Mit dieser gezielten Substitution lassen sich Muskelschmerzen, die besonders im Radsport, aber auch bei anderen Sportarten häufig sind, hintanhalten.

Die Regenerationsfähigkeit ist eine sehr wichtige Größe bei einem gezielten Training, da genau darauf geachtet werden muss, dass kein Übertraining eintritt, das sich, analog einer Stressreaktion, in zwei Erscheinungsbildern zeigen kann:

Parasympathische Form	Sie tritt vor allem bei Ausdauersportlern auf und äußert sich in bleierner Müdigkeit, Antriebslosigkeit und Apathie.
Sympathische Form	Sie äußert sich in Unruhe, leichter Erregbarkeit und einer Unfähigkeit, bei Bedarf Leistung abzurufen. Diese Variante tritt vor allem bei Teamsportarten in Erscheinung.

Ohtani und Mitarbeiter fanden in einer Studie eine Verbesserung der Muskelregeneration nach einem Training. Das von ihm verwendete Aminosäurengemisch bestand aus den BCAAs, Threonin, Lysin, Prolin, Methionin, Histidin, Phenylalanin und Tryptophan. Während der Regenerationszeit konnten überdies eine verbesserte Muskelkraft und geringere Muskelschmerzen gegenüber der unbehandelten Gruppe (Placebogruppe) festgestellt werden. Diese Studie untermauert den Schutzeffekt einer oralen Aminosäureneinnahme hinsichtlich eines Muskelabbaus durch ein Training.

Die Verbesserung der Leistungsfähigkeit durch Aminosäuren und ihre leistungssteigernden Eigenschaften werden kontroversiell diskutiert. Allerdings untermauern Studien, dass eine Optimierung der mentalen und körperlichen Performance mit Aminosäuren möglich ist. Bei Ausdauersportarten und bei Rugby-Spielern wurde eine Optimierung verschiedener Laborwerte im Blut festgestellt. Auch bei Untrainierten, die sich einer sportlichen Betätigung unterzogen, zeigte sich im Rahmen einer Doppelblindstudie, dass die Gruppe, die Aminosäuren erhalten hatte, die Anstrengung subjektiv leichter bewältigen konnte als die Kontrollgruppe. Auffallend ist nicht nur eine Erhöhung der Blutwerte, die die Fähigkeit zur Sauerstoffaufnahme anzeigte, sondern vor allem auch eine Verminderung der Creatinkinase (CK), was auf einen verminderten Muskelabbau hinweist. Ein Vorteil der Verwendung von freien Aminosäuren gegenüber Eiweißpräparaten ist, dass die Aufnahme der Aminosäuren ohne Verdauungsprozesse erfolgen kann.

Auf die Mischung kommt es an

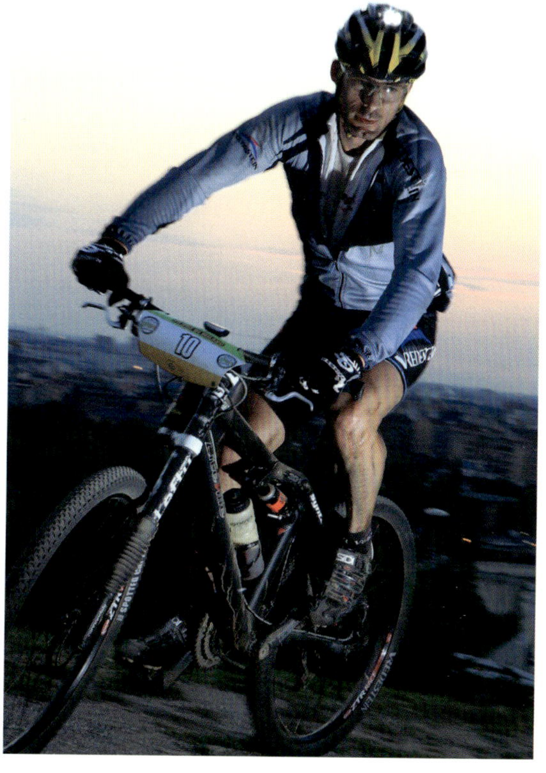

Ein optimal funktionierender Stoffwechsel braucht neben Vitaminen, Mineralstoffen, Spurenelementen und Fettsäuren vor allem Aminosäuren, und zwar in einem – für jeden Menschen individuellen – optimalen Gleichgewicht. Eine individuelle Zusammensetzung eines Aminosäuren-Vitamin-Präparats ist nicht nur auf Grund unterschiedlicher Lebens- und Essgewohnheiten sinnvoll. Denn so unterschiedlich Sportler sind, so variieren auch die biochemischen Bedürfnisse. Ob ein Hobbysportler nur wenig läuft, ein Leistungssportler viel oder wenig trainiert, groß oder klein ist, ob er vielleicht raucht, Stress ausgesetzt ist, viel vor dem Computer oder im Flugzeug sitzt, oft in der Sonne liegt, Alkohol trinkt, Medikamente nimmt, jung oder älter, schwer oder ein Leichtgewicht ist – jeder einzelne Faktor beeinflusst den individuellen Bedarf an Aminosäuren und an anderen Nährstoffen.

Hinzu kommen noch genetische Modifikationen der Enzym-Systeme, wodurch die Funktion der Bauchspeicheldrüse, Aufnahme, Speicherung, Transport und Verwertung der Aminosäuren für jeden einzelnen Menschen verschieden sind. Damit die Aminosäuren für die verschiedensten Prozesse vom Organismus verwendet werden können, müssen sie in einem bestimmten Verhältnis im Körper vorliegen. Sie müssen in einem Nahrungsergänzungsmittel den Bedürfnissen des einzelnen Menschen angepasst sein, um die körpereigene Eiweißsynthese nicht zu blockieren. Freie, also nicht proteingebunde Aminosäuren brauchen nicht durch die Verdauung in kleinere Bruchstücke, also in die einzelnen Aminosäuren, zerlegt werden. Sie können bereits direkt im Verdauungstrakt aufgenommen und in den Blutkreislauf eingeschleust werden. Allerdings, die Nährstoffe wie mit einer Schrotflinte wahllos in Eigendosierung und nicht dem tatsächlichen Bedarf entsprechend einzunehmen, ist falsch. Jeder Mangel, aber auch jedes Übermaß bringt langfristig mehr Schaden als Nutzen. Der individuelle Bedarf an Aminosäuren lässt sich durch die Bestimmung der Blutspiegelwerte abschätzen. Es konnte nachgewiesen werden, dass die gemessenen Blutwerte sehr gut mit Müdigkeit, möglicher Trainingsbelastung und Infekten und deren Nachwirkungen korrelierten. Ein so verabreichtes Aminosäurenpräparat hat sich in den verschiedensten Disziplinen im Hobby- und Leistungssport bewährt, wie das die Resultate vieler Wettbewerbe zeigen. Übereinstimmend wird über eine wesentlich verbesserte und hiermit auch verkürzte Regeneration berichtet. Aus der österreichischen Ski-Nationalmannschaft sei Michael Walchhofer als Beispiel angeführt. Für Schwimmer war neben den allgemeinen, das Training betreffenden Effekten die verminderte Infekthäufigkeit ein ganz zentrales Thema. Erwähnenswert als Beispiel ist auch der Ultra-Langstreckenläufer Hubert Gantioler. Er belegte beim Wüsten-Marathon des Sables 2007 als bester deutschsprachiger Teilnehmer den 12. Platz in einem Starterfeld mit 741 Athleten. Als ein Mosaikstein auf dem Weg zu sportlichen Erfolgen haben Aminosäuren also zweifelsohne ihren Stellenwert.

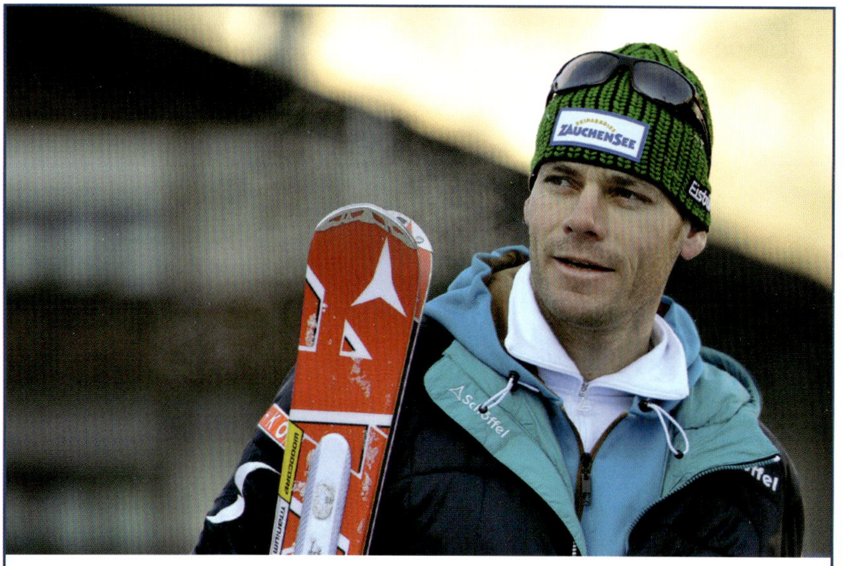

„Ich bin natürlich ein absoluter Aminosäuren-Verfechter. Warum? Meine erste intensivere Berührung mit diesen hatte ich ca. zwei Monate vor meinem Weltmeistertitel 2003.
Mit diesem Erfolg in der Tasche muss ja auch diese Zusatzernährung ihren Beitrag dazu geleistet haben, oder?
Jetzt, nach einer fast zehnjährigen Erfahrung mit Vitalogic, kann ich sagen, dass mir die Aminosäuren geholfen haben, mein körperliches und geistiges Wohlbefinden auf einem konstant hohen Niveau zu halten. Wobei dies neben z.B. dem konsequenten Training, der mentalen Einstellung usw. eben nur einer von vielen Bausteinen war und nach wie vor auch jetzt ist, in der Zeit nach meiner aktiven Spitzensportler-Karriere."

Michael Walchhofer

Aminosäuren und mentale Power

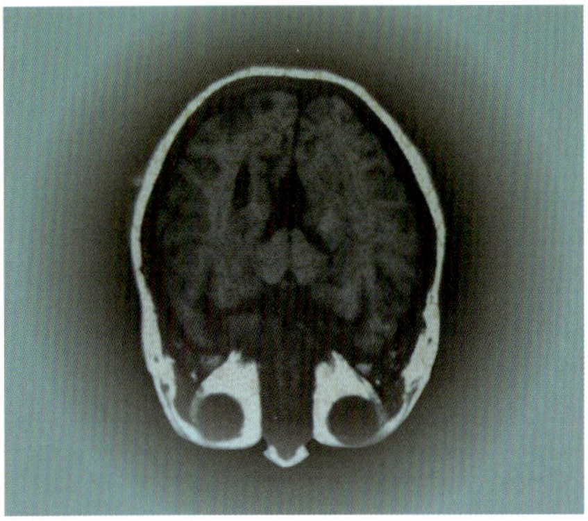

Aminosäuren sind die Vorstufe der Botenstoffe des Gehirns, oder sie fungieren gleich selbst als Botenstoffe. Diese haben die Aufgabe, Informationen durch Andocken an Rezeptoren (Bindungsstellen) weiterzugeben. Die Rezeptoren sind in der Myelinschichte (Membran) der Nervenzellen angeordnet. Sie sind verantwortlich, dass eine „Botschaft" von einem Teil des Gehirns zu einem oft weit entfernten „Empfänger" überbracht wird. Das erfolgt über ein sehr ausgeklügeltes Netzwerk von Nervenzellen.

Das Netzwerk der Nervenzellen

Tagtäglich kreuzen Tausende von Gedanken durch das Gehirn. Jeder einzelne Gedanke wird über ein Netzwerk von Nervenzellen, die sogenannten Neuronen, verarbeitet. Was wir als Gehirn bezeichnen, besteht aus einem Netzwerk von Milliarden Nervenzellen. Sie kommunizieren untereinander mit Hilfe von Botenstoffen, die als Neurotransmitter bezeichnet werden. An den Neuronen befinden sich tentakelähnliche Fortsätze, die sogenannten Dendrite. In ihnen werden die Neurotransmitter erzeugt und durch einen elektrischen Impuls in den Spalt zwischen den Dendriten zweier Neurone ausgeschüttet. Diese Kontaktstelle wird als Synapse bezeichnet. Über diese Synapse erfolgt also die Übertragung eines Neurotransmitters von einem Neuron (Sender-Neuron) zum nächsten Neuron (Empfänger-Neuron). Der Neurotransmitter überquert den Spalt und dockt am Rezeptor der Empfänger-Nervenzelle an. Dieser Vorgang löst in ihr einen elektrischen Impuls aus, wodurch wiederum im Empfänger-Neuron ein Botenstoff freigesetzt wird. Dadurch kann eine „Botschaft" über längere Distanzen im Gehirn von einer Senderzelle bis zur Zielzelle weitergeleitet werden.

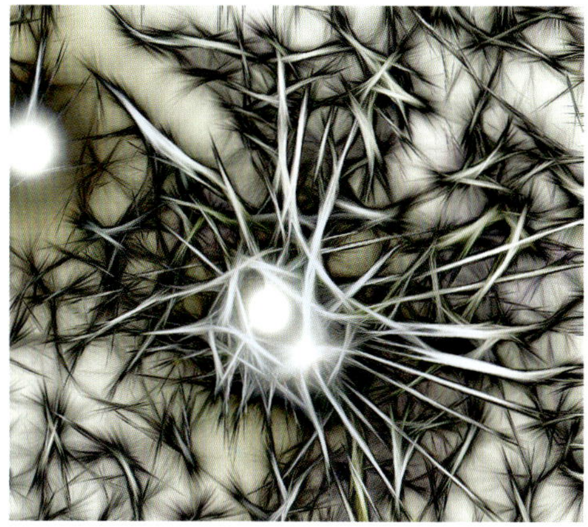

Aminosäuren als Netzwerker

Die Aminosäuren sind im Gehirn nicht nur die Bausteine für dessen Strukturen, sondern sind als Botenstoffe beziehungsweise deren Vorläufer dafür verantwortlich, dass die Nervenzellen miteinander kommunizieren können. Es ist daher nicht verwunderlich, dass ein Ungleichgewicht von Aminosäuren, wie es bei vielen Menschen zu beobachten ist, zu psychischen Störungen führen kann. Diese Beschwerden reichen von Depression, Angstattacken, Antriebslosigkeit, Motivationsstörungen, Gedächtnisproblemen bis zur Konzentrationsschwäche. Die Kraft der Aminosäuren untermauern wissenschaftliche Untersuchungen. So konnten W. Poldinger und seine Arbeitsgruppe zeigen, dass ein Derivat der essentiellen Aminosäure Tryptophan bessere Behandlungsergebnisse ergab als die zum damaligen Zeitpunkt besten Antidepressiva. Tyrosin wirkt besser als Kaffee, um bei Stress die mentale und körperliche Leistungsfähigkeit zu erhöhen. J.B. Deijen veröffentlichte dieses überraschende Ergebnis und konnte die Tyrosin-Wirkung durch Untersuchungen bei Soldaten bestätigen.

Es sind viele verschiedene Neurotransmitter bekannt. Die Hauptdarsteller aber sind die folgenden:

- **Adrenalin, Noradrenalin** motivieren, stimulieren, machen glücklich und helfen bei der Stressbewältigung. Adrenalin zählt zu den erregenden Neurotransmittern. Vorstufe: Phenylalanin.
- **GABA** wirkt entspannend und nach einer Belastung beruhigend, zählt zu den hemmenden Neurotransmittern. Vorstufe: Glutamin.
- **Serotonin** verbessert die Stimmung, hält die Depressionen von uns fern, zählt zu den erregenden Neurotransmittern. Vorstufe: Tryptophan.
- **Acetylcholin** verbessert die Gedächtnisleistung, hält uns die Aufmerksamkeit aufrecht, zählt zu den erregenden Neurotransmittern. Vorstufe: Cholin.
- **Tryptamine:** Zu ihnen zählt das Melatonin. Vorstufe Tryptophan.
- **Dopamin** ist unser „Glückshormon". Vorstufe Phenylalanin.
- **Glutaminsäure** ist eine nicht essentielle Aminosäure, wirkt als Gegenspieler zu GABA und zählt zu den erregenden Neurotransmittern.
- **Glycin:** Diese nicht essentielle Aminosäure ist ein hemmender Neurotransmitter. Im Rückenmark ist Glycin an der Koordinierung der Motorik beteiligt.

Im Gehirn sind neben den klassischen Neurotransmittern noch viele andere Substanzen wirksam, die eine ähnliche Wirkung wie die Neurotransmitter haben. Dazu zählen mehr als 50 Neuropeptide, wie z.B. die Endorphine, die uns in eine euphorische Stimmung versetzen können. Auch Neurotransmitter mit außergewöhnlichen Eigenschaften werden vom Körper als Informationsüberträger verwendet. Das Gas Stickstoffmonoxid (NO), das aus der Aminosäure Arginin gebildet wird und nicht in der Nervenzelle gespeichert werden kann, ist ein Beispiel dafür.

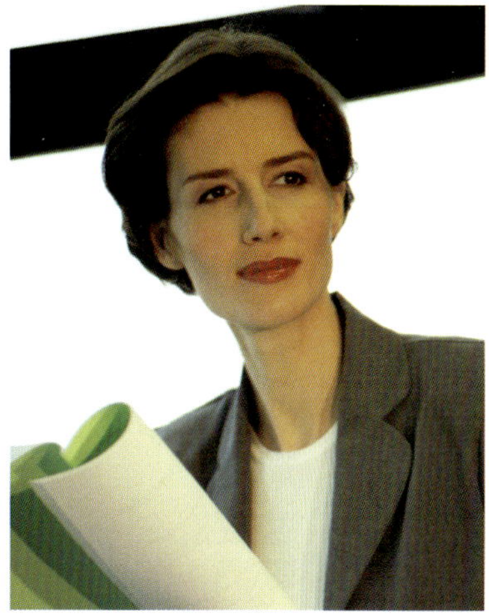

Die Methyl-Connection

Einer der wichtigsten Prozesse im Gehirn und im gesamten Körper wird als Methylierung bezeichnet. Darunter versteht man die Übertragung einer sogenannten Methylgruppe von einem Methylgruppenspender auf ein Empfängermolekül. Chemisch gesehen besteht die Methylgruppe aus einem Kohlenstoff-Atom und drei Wasserstoff-Atomen. Die Chemiker bezeichnen Sie daher als CH_3-Gruppe. Im Körper laufen pro Sekunde Billionen von Methylierungsreaktionen ab. Damit werden Neurotransmitter, Hormone, Phospholipide und andere wichtige Substanzen im Gleichgewicht gehalten. Ein wichtiger Lieferant für Methylgruppen im Gehirn ist Methionin. Sie ist eine schwefelhaltige essentielle Aminosäure. Aus dem Blut kann Methionin die Blut-Hirn-Schranke leicht überschreiten. Im Gehirn wird es dann in seine biologisch aktive Form S-Adenosyl-Methionin (SAM), umgewandelt. Auch die Folsäure spielt eine Rolle als Methylgruppen-Lieferant.

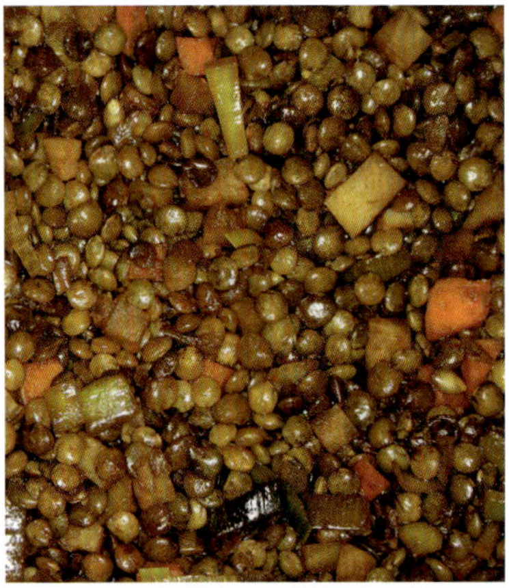

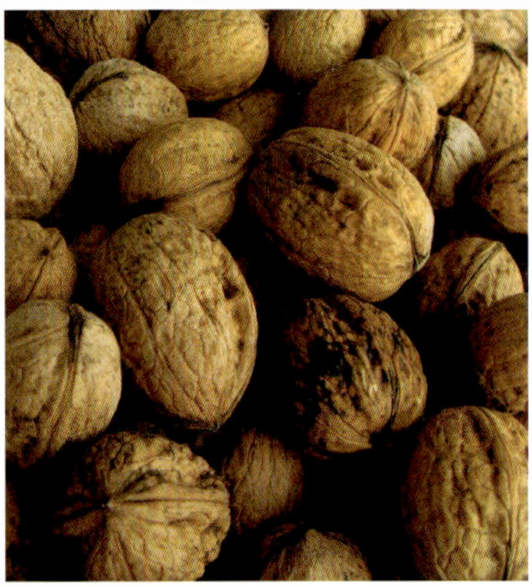

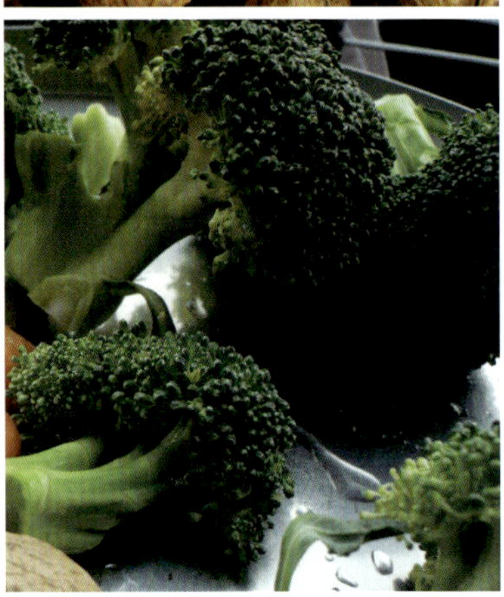

Mental Power, Stressbewältigung, eine positive Grundstimmung und Konzentration hängen von der Methylierungskraft des Gehirns ab. Sehr wichtig ist das ausgeklügelte Zusammenspiel mehrerer Faktoren, nur dann sind zumindest die biochemischen Voraussetzungen vorhanden, dass wir uns rundum glücklich fühlen können. Das Zusammenspiel aller Neurotransmitter ist für eine positive Grundstimmung und Leistungsfähigkeit zuständig und beeinflusst, ob wir gut gelaunt und belastbar oder ob wir depressiv, ängstlich und belastet sind. Sie steuern die Gedächtnisleistung, die Durchhaltekraft und das Konzentrationsvermögen.

Nachdem fast alle Neurotransmitter aus Aminosäuren aufgebaut werden, ist eine gute tägliche Basisversorgung mit Aminosäuren aus Eiweiß notwendig. Wie man sich fühlt, hängt also von der Qualität und Menge des Proteins ab. Die Qualität des Proteins wird durch die Balance seiner Aminosäuren bestimmt. Je besser die Balance der Aminosäuren in einem Protein ist, umso besser kann es vom Körper zum Aufbau körpereigener Eiweißstrukturen verwendet werden. Von den 20 Aminosäuren, die der Körper als Bausteine für die Synthese vom Neuron bis zum Neurotransmitter verwendet, sind die essentiellen Aminosäuren ausschlaggebend. Aus diesen kann der Körper selbst die nicht essentiellen Aminosäuren erzeugen. In der Tabelle Bundesnahrungsmittelschlüssel (siehe nachfolgende Seiten) ist die Aminosäurenzusammensetzung von allen Nahrungsmittelgruppen aufgelistet. Daraus ist ersichtlich, dass in vegetarischen Nahrungsmitteln oftmals Phenylalanin und Tryptophan in nur sehr geringer Menge enthalten sind. Der Trick für einen Vegetarier besteht daher darin, eine clevere Auswahl an Nahrungsmitteln zu treffen, um den Bedarf an allen Aminosäuren optimal zu decken, mit z.B. Nüssen, Bohnen, Erbsen, Linsen, Mais, Getreide, aber auch Broccoli und Blumenkohl.

Aminosäurengehalt der Nahrungsmittel (mg Aminosäuren pro 100 g Nahrungsmittel), **Glykämischer Index, Glykämische Last** (pro 100 g)

	essentielle Aminosäuren								
	Arginin	Histidin	Iso-leucin	Leucin	Lysin	Methio-nin	Phenyl-alanin	Threo-nin	Trypto-phan
Backwaren:									
Knäckebrot	389	200	417	760	240	154	514	307	107
Pumpernickel	293	142	249	417	242	91	280	236	64
Vollkornbrot	293	142	249	417	242	91	280	236	64
Getreide, Teigwaren:									
Glasnudeln	241	97	243	389	177	105	267	189	60
Vollkornreis	148	41	120	220	97	46	128	100	26
Spaghetti (al dente)	445	239	402	652	550	178	359	323	91
Vollkornflocken:									
Hafer Vollkornflocken	764	213	576	865	426	163	627	376	138
Hirse Vollkornflocken	305	167	462	1151	226	207	384	344	148
Weizen Vollkornflocken	528	223	457	786	317	176	540	340	117
Müsli	649	210	441	745	356	148	491	336	113
Nüsse, Hülsenfrüchte									
Bohnen, weiß	543	253	507	768	670	91	498	390	82
Erbsen	638	141	289	416	402	68	268	261	60
Erdnüsse	3155	631	1035	1742	985	253	1364	707	278
Erdnussbutter	3184	653	887	1775	887	235	1305	653	261
Kashewnüsse	1746	350	928	1278	700	280	788	613	368
Kichererbsen	595	203	420	563	510	83	360	293	68
Kidney-Bohnen	1260	619	906	1655	1591	243	1149	884	199
Kürbiskerne	3514	561	1074	1806	1562	464	1049	756	366
Leinsamen	2416	512	1098	1562	952	488	1220	976	415
Linsen	691	211	395	632	614	70	439	351	79
Mandeln	2228	431	711	1254	505	225	973	524	150
Sojabohnen	952	309	536	845	714	119	547	464	143
Sprossen:									
Bambussprossen	89	38	79	127	122	27	81	76	24
Bohnensprossen	189	95	154	245	196	35	175	144	35
Getreidesprossen	144	61	125	214	86	48	147	93	32

		nicht essentielle Aminosäuren								GI	GL
	Valin	Glycin	Serin	Cystein	Tyrosin	Alanin	Prolin	Asparaginsäure	Glutaminsäure	Glyk. Index	Glyk. Last
	462	401	560	233	285	349	1262	490	3508	59	35
	314	329	288	114	151	302	664	502	1663	50	20
	314	329	288	114	151	302	664	502	1663	58	27
	298	178	307	113	165	207	450	323	1293	33	8
	171	115	125	31	115	153	128	243	500	64	15
	440	324	349	112	273	410	579	646	1821	38	10
	689	601	689	251	426	627	902	1065	2756	59	36
	512	256	640	128	226	1122	915	531	1919		
	528	540	598	235	352	411	1337	575	3553		
	531	493	535	179	334	498	871	780	2395	49	33
	543	281	453	82	344	227	326	861	1504	38	8
	302	255	268	74	181	275	234	663	973	22	1
	1212	1237	1490	379	1061	631	1187	2853	4924	14	2
	1070	1592	1305	287	1096	1018	1122	3158	5481	☺	☺
	1295	805	840	315	578	700	683	1505	3640	22	5
	353	300	383	90	263	323	315	878	1200	28	6
	1017	840	1238	177	553	906	774	2652	3227	28	5
	1684	1537	976	268	878	1000	854	2147	3782	☺	😐
	1366	1488	1244	464	683	1244	976	2294	4880	☺	☺
	474	360	456	79	281	377	368	1009	1448	29	3
	955	992	693	300	543	749	955	1872	4566	☺	😐
	536	500	666	95	417	524	547	1369	2261	18	1
	96	79	115	19	60	113	201	385	227		
	179	119	186	39	119	144	140	455	431		
	144	147	163	64	96	112	365	157	970		

	essentielle Aminosäuren								
	Arginin	Histidin	Iso-leucin	Leucin	Lysin	Methio-nin	Phenyl-alanin	Threo-nin	Trypto-phan
Luzernensp.(Alfalfa)	132	56	128	224	168	60	160	148	40
Walnüsse	1742	288	547	950	302	173	533	418	130
Obst, Früchte:									
Apfel	8	6	10	16	15	3	9	8	2
Apfel getrocknet	43	32	54	86	80	16	48	43	11
Aprikose/Marille	29	17	26	50	62	4	33	31	10
Aprikose getrocknet	171	100	154	295	366	24	195	183	59
Avocado	57	29	68	118	89	36	65	63	21
Beeren	52	25	6	15	16	23	15	19	4
Birne	9	5	14	26	18	7	13	13	0
Feige	30	20	40	57	52	10	31	42	10
Feige getrocknet	135	90	180	257	234	45	140	189	45
Grapefruit	40	6	10	15	19	3	10	11	4
Kirschen	14	11	16	23	31	4	16	18	8
Kiwi	35	15	30	50	50	10	25	30	10
Orange/Apfelsine	69	19	27	24	50	21	33	16	10
Pfirsich	18	18	14	30	30	31	19	29	6
Pflaumen/Zwetschken	10	10	12	16	13	5	13	12	0
Pflaumen getrocknet	58	58	70	93	76	29	76	70	0
Trauben	52	25	6	15	16	23	15	19	4
Trauben getrocknet	223	107	26	64	68	98	64	81	17
Trockenfrüchte gem.	121	94	74	124	118	34	77	61	27
Zitrone	42	10	19	18	35	10	25	10	4
Für den süßen Zahn:									
Bitterschokolade	588	131	305	501	327	131	359	327	131
Fruchtaufstrich	77	56	120	201	152	48	99	88	29
Fruchtzucker	0	0	0	0	0	0	0	0	0
Gemüse:									
Artischocken	96	36	96	144	120	29	72	84	24
Auberginen	60	25	56	77	53	11	52	43	11
Blattsalat	70	23	95	98	73	18	66	56	16
Blumenkohl/Karfiol	108	45	101	154	129	108	82	94	31
Bohnen grün/Fisolen	100	53	96	148	136	31	91	91	29
Broccoli	181	54	123	151	148	41	114	111	32
Chicoree	62	21	85	87	65	16	59	49	14

		nicht essentielle Aminosäuren								GI	GL
	Valin	Glycin	Serin	Cystein	Tyrosin	Alanin	Prolin	Asparagin-säure	Glutamin-säure	Glyk. Index	Glyk. Last
	172	164	156	80	116	188	252	436	320		
	634	806	893	202	461	720	864	1685	2980	☺	☺
	12	9	12	1	5	15	10	101	25	38	5
	64	48	64	5	27	80	54	542	134	29	16
	31	26	53	2	19	44	65	200	101	57	4
	183	154	313	12	112	260	384	1183	597	31	14
	93	80	78	21	48	114	74	270	200		
	19	21	34	12	13	29	23	86	144	☺	☺
	18	14	18	5	4	17	14	97	36	38	3
	48	43	64	21	56	78	85	305	125		
	216	194	289	95	253	352	383	1376	564	61	26
	14	10	26	2	7	20	47	105	42	25	2
	22	19	26	3	10	24	26	483	31	22	2
	35	35	40	5	20	45	35	90	100	53	5
	43	100	34	11	17	53	49	121	100	42	4
	41	16	34	10	21	41	29	94	145	42	4
	14	9	15	3	5	22	26	189	28	39	4
	82	53	88	18	29	128	152	1104	164	29	16
	19	21	34	12	13	29	23	86	144	46	7
	81	90	146	51	56	124	98	368	618	56	42
	111	145	94	17	40	111	98	339	225		
	25	67	19	9	14	41	37	96	80	☺	☺
	479	359	479	174	240	381	479	828	1426		
	134	55	113	17	96	78	198	233	424		
	0	0	0	0	0	0	0	0	0	19	19
	96	67	72	24	48	120	96	241	365	☺	☺
	55	47	47	6	40	61	51	186	209	☺	☺
	73	59	51	10	41	63	76	161	178	☺	☺
	129	82	122	26	47	122	101	259	306	☺	☺
	127	91	129	24	67	105	96	286	255		
	151	98	104	32	66	123	120	224	401	☺	☺
	65	52	46	9	36	56	68	143	159	☺	☺

	essentielle Aminosäuren								
	Arginin	Histidin	Iso-leucin	Leucin	Lysin	Methio-nin	Phenyl-alanin	Threo-nin	Trypto-phan
Gurke	41	8	18	25	26	5	14	16	4
Karotten	40	15	39	41	39	10	28	31	9
Knoblauch	604	109	212	333	254	103	169	169	73
Kohl:									
Chinakohl	71	21	67	69	62	12	39	44	14
Grünkohl	188	65	112	203	170	41	116	112	41
Weißkohl	96	25	38	65	59	13	38	44	13
Lauch	115	36	67	113	113	25	63	74	16
Paprika	44	18	39	54	50	11	44	41	12
Peperoni	49	20	43	60	56	12	49	46	13
Pilze	155	45	91	99	140	21	62	70	18
Radieschen	60	21	47	59	58	11	37	47	5
Ruccola	62	21	85	87	65	16	59	49	14
Sellerie (Knolle)	45	24	45	71	59	12	43	43	20
Sojasprossen	245	133	251	430	353	51	205	292	113
Sojabohnen	952	309	536	845	714	119	547	464	143
Spinat	157	61	135	227	183	50	140	126	42
Tomaten	23	13	24	35	36	6	24	27	8
Zucchini	67	27	61	88	82	19	51	40	19
Zwiebeln	159	14	23	34	55	13	34	20	18
Eiweißhaltige Nahrung:									
Geflügel	1639	780	1353	1951	2260	676	1040	1093	286
Pute	1704	811	1406	2028	2350	704	1082	1135	298
Kalb	1286	673	1029	1603	1722	495	811	871	218
Kaninchen	1504	672	1397	2094	2309	672	993	1288	295
Lamm	534	230	420	645	679	203	332	383	104
Wild:									
Hirsch	1828	703	1406	2194	2282	703	1125	1237	310
Reh	1970	758	1515	2364	2454	758	1212	1334	333
Wildschwein	819	326	631	983	1011	313	513	559	142
Süßwasserfische:									
Forelle	1431	620	1144	1860	2190	620	906	1073	239
Karpfen	1261	547	1009	1640	1932	547	799	946	210
Zander	1337	579	1070	1738	2046	579	847	1002	223

	nicht essentielle Aminosäuren								GI	GL
Valin	Glycin	Serin	Cystein	Tyrosin	Alanin	Prolin	Asparaginsäure	Glutaminsäure	Glyk. Index	Glyk. Last
20	21	17	3	10	20	13	35	172	☺	☺
41	27	32	11	19	49	27	115	191	47	4
278	188	175	61	73	121	91	460	762	😐	☺
57	33	38	11	29	68	24	86	286	☺	☺
170	123	112	37	102	154	143	256	307	☺	☺
51	32	70	15	23	51	242	108	270	☺	☺
84	74	74	13	38	91	67	171	344	☺	☺
42	42	53	21	23	47	47	166	159	☺	☺
47	47	59	23	26	52	52	185	177		
73	61	68	13	55	112	125	106	163	☺	☺
53	35	32	11	21	37	27	79	210	☺	☺
65	52	46	9	36	56	68	143	159		
60	48	45	9	20	50	38	259	196		
287	194	379	20	164	236	205	737	721	☺	☺
536	500	666	95	417	524	547	1369	2261	18	1
161	135	113	33	113	149	120	253	331	☺	☺
24	24	29	9	13	30	19	124	339	☺	☺
62	51	69	13	42	72	46	192	247	☺	☺
25	51	35	21	38	34	39	68	194	☺	☺
1248	1274	1040	339	911	1405	1171	2341	3902	☺	☺
1298	1324	1082	352	946	1460	1217	2433	4056	☺	☺
1128	871	712	218	673	1227	811	1880	3166	☺	☺
1343	1369	1101	323	967	1611	1369	2578	4431	☺	☺
422	420	375	107	290	508	419	776	1493	☺	☺
1378	1406	1154	337	956	1547	1406	2532	4501	☺	☺
1486	1515	1242	364	1031	1667	1515	2728	4849	☺	☺
631	631	532	155	433	694	650	1164	2109	☺	☺
1263	1026	1096	239	787	1526	906	2337	3386	☺	☺
1114	904	967	210	694	1345	799	2060	2985	☺	☺
1181	958	1025	223	736	1426	847	2184	3163	☺	☺

	essentielle Aminosäuren								
	Arginin	Histidin	Iso-leucin	Leucin	Lysin	Methio-nin	Phenyl-alanin	Threo-nin	Trypto-phan
Meeresfische:									
Hering	1037	491	892	1456	1639	528	728	746	182
Kabeljau	1219	528	975	1584	1870	528	772	914	203
Lachs	1257	545	1006	1634	1926	545	796	943	210
Scholle	1249	541	999	1623	1914	541	791	937	208
Seezunge	1223	530	979	1590	1876	530	775	918	204
Thunfisch	1304	1206	1132	1771	2018	664	836	1058	246
Meeresfrüchte:									
Austern	630	171	414	693	675	225	360	414	72
Crevetten/Shrimps	1455	283	793	1532	1417	453	718	793	189
Jacobsmuschel	833	211	500	777	887	278	422	511	133
Languste	1586	309	865	1669	1545	494	783	865	206
Miesmuschel	750	190	450	700	800	250	380	460	120
Tofu	978	347	789	1184	789	205	789	757	205
Eier	826	258	787	1082	735	387	748	658	181
Käse:									
Frischkäse	363	319	594	1045	825	253	506	451	143
Hartkäse	1053	957	1850	2997	2265	734	1467	1308	415
Hüttenkäse	416	365	680	1197	945	290	580	517	164
Molkenkäse	267	235	438	769	608	186	373	332	105
Schafskäse	544	459	935	1649	1428	425	799	748	221
Schmelzkäse	436	383	713	1254	990	304	607	541	172
Schnittkäse	818	570	1265	2357	1860	570	1215	1017	322
Weichkäse	663	523	1166	1910	1427	462	925	824	261
Milch:									
Kuhmilch	109	79	188	310	234	76	152	135	43
Schafsmilch	224	189	385	679	588	175	329	308	91
Ziegenmilch	112	68	190	289	303	68	146	187	37
Sauermilchprodukte:									
Sauermilch	112	82	194	320	241	78	156	139	44
Sauermilchkäse	990	870	1620	2850	2250	690	1380	1230	390
Sauermilchquark	875	769	1431	2512	1988	610	1219	1087	345
Joghurt 10% Fett	105	78	183	291	220	74	146	130	43

	nicht essentielle Aminosäuren								GI	GL
Valin	Glycin	Serin	Cystein	Tyrosin	Alanin	Prolin	Asparagin-säure	Glutamin-säure	Glyk. Index	Glyk. Last
1001	1001	728	182	637	1310	637	1820	2275	☺	☺
1076	873	934	203	670	1300	772	1990	2885	☺	☺
1111	901	964	210	692	1341	796	2054	2976	☺	☺
1103	895	957	208	687	1333	791	2039	2956	☺	☺
1081	877	938	204	673	1305	775	1998	2895	☺	☺
1255	1033	984	320	984	1476	812	2706	3567	☺	☺
405	540	450	108	288	585	360	900	1260	☺	☺
850	1134	907	189	661	1191	756	1890	2740	☺	☺
555	555	566	111	455	611	444	1144	1554	☺	☺
927	1236	989	206	721	1298	824	2060	2987	☺	☺
500	500	510	100	410	550	400	1030	1400	☺	☺
868	757	852	126	521	679	1152	1704	2683	☺	☺
1045	400	916	284	529	710	477	1200	1548	☺	☺
660	176	572	55	506	297	1199	682	2299	☺	☺
2010	479	1659	160	1467	861	3509	1786	6763	☺	☺
756	202	655	63	580	340	1373	781	2633	☺	☺
486	130	421	41	373	219	883	502	1693	☺	☺
1241	102	1394	85	782	748	1547	918	2890	☺	☺
792	211	686	66	607	356	1439	818	2759	☺	☺
1562	397	1290	99	1240	670	2703	1538	5183	☺	☺
1266	322	1045	101	925	543	2191	1246	4201	☺	☺
205	69	172	26	152	109	310	244	670	27	1
511	42	574	35	322	308	637	378	1190		
221	54	170	65	184	116	340	224	609		
211	71	177	27	156	112	320	252	690	☺	☺
1800	480	1560	150	1380	810	3270	1860	6270	☺	☺
1590	424	1378	133	1219	716	2889	1643	5539		
192	65	167	28	146	102	332	233	549	36	2

Aminosäuren und Stress

Was ist Stress eigentlich? Dieser Ausdruck ist in jedermanns Mund, wobei es genaugenommen aber keine einheitliche „harte" Definition dafür gibt.

Eine sehr allgemein gehaltene Definition besagt, dass es sich dabei um psychische und physische Reaktionen des Organismus auf äußere Reize handelt. So weit, so gut. Das besagt auch, dass Stress per se weder gut noch schlecht ist.

Auch ein Trainingsreiz bei sportlicher Betätigung bedeutet letztlich Stress und eröffnet dem Organismus aber die Möglichkeit, sich an diese erhöhten Anforderungen anzupassen und auf diese Art Kraft, Stärke und Ausdauer zu steigern.

Ein Dasein ganz ohne Herausforderungen und Reize entspricht nicht der Natur und dem Leben überhaupt, denn auch gähnende Langeweile und chronische Unterforderung sind der Gesundheit und dem Wohlbefinden nicht zuträglich.

Im heutigen Sprachgebrauch ist der Ausdruck Stress jedenfalls eindeutig negativ besetzt.

Es gibt noch einen mehr auf den Körper bezogenen Stress: große Hitze oder Kälte, besondere körperliche Anstrengungen, Verletzungen – um nur einige zu nennen.

Die Hintergründe

Körperliche Reaktionen auf äußere Reize werden durch das autonome oder vegetative Nervensystem gesteuert. Dieses System ist unserem Willen nicht direkt unterworfen. Durch viel Training und spezielle Techniken ist eine Beeinflussung wohl bis zu einem gewissen Grad möglich. In Wirklichkeit wäre es aber mit dem Leben nicht vereinbar, wenn Atmung, Blutdruck oder Herzfrequenz auf jeden Gedanken sofort reagieren und nicht von selbst funktionieren würden.
Dieses autonome Nervensystem besteht aus zwei Anteilen: dem Sympathikus und dem Parasympathikus. Man vergleicht dies gerne mit folgenden Bildern. Für den Parasympathikus „Ein Hase sitzt im Klee und frisst". Dabei sind die Körperreaktionen auf Ruhe und Entspannung ausgerichtet. Die Blutgefäße sind weitgestellt, die Atmung ist ruhig und langsam, der Verdauungstrakt ist in geordneter Aktion. Dieses Bild ändert sich sofort, wenn der Hase den Schuss eines Jägers hört oder einen Feind wahrnimmt. Hier tritt der Sympathikus in Aktion. Die Pupillen weiten sich, die Gefäße werden enggestellt, der Blutdruck steigt, das Herz schlägt schneller, der Organismus wird kurzfristig in eine hohe Leistungsbereitschaft versetzt. Blitzschnell wird die Entscheidung getroffen – fight or flight – Kampf oder Flucht. Das Problem heutzutage ist leider nur, dass die Alarmreaktion unverhältnismäßig häufig auftritt beziehungsweise oft sogar sehr lange anhält. Der Organismus befindet sich in Daueranspannung, im Alltag

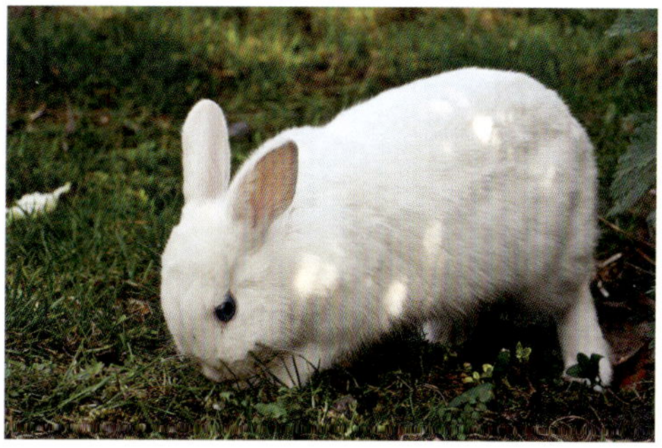

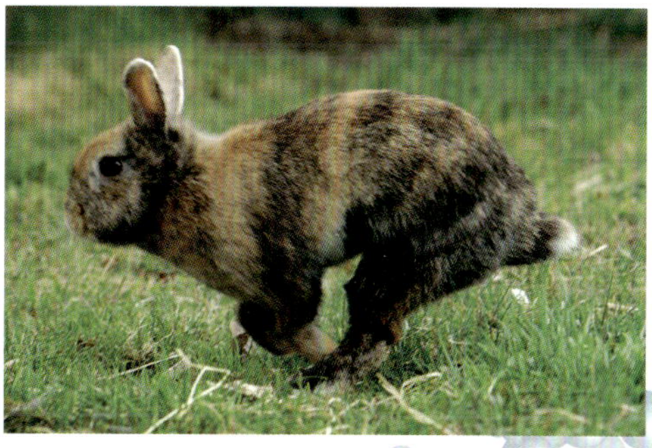

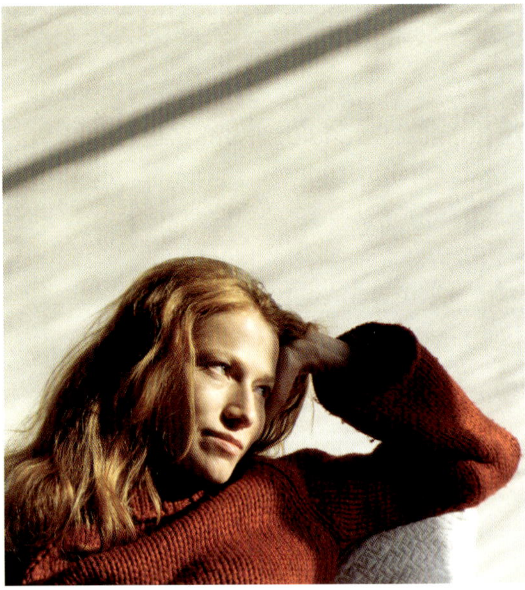

bleibt auch sehr oft nur der Kampf übrig. Und für Dauerkampf sind unsere körperlichen Ressourcen nicht eingerichtet.
Die wichtige Schaltstelle im Gehirn, sozusagen der Vermittler zwischen Nervensystem und Hormonen, ist im Hypothalamus angesiedelt. Dort wird die Ausschüttung der Stresshormone organisiert. Im Zusammenhang mit Stress ist das Limbische System wichtig, das für die Verarbeitung von Emotionen, Lerninhalten und Gefühlen, zum Beispiel Angst, zuständig ist.

Die Folgen

Wir erleben einen akuten Ärger, eine Aufregung oder eine Situation, der wir uns akut nicht gewachsen fühlen oder die für uns eine potentielle Gefahr darstellt.
Daraufhin wird der Sympathikusteil unseres vegetativen Nervensystems alarmiert – die Stresshormone, allen voran Adrenalin, werden ausgeschüttet. Puls und Blutdruck steigen, die Haut sondert vermehrt Feuchtigkeit ab und die Fähigkeit zu klarem, logischem und folgerichtigem Denken nimmt ab.
Dauerstress oder Überforderung sind Risikofaktoren für zahlreiche Erkrankungen. Herz-Kreislauf-Erkrankungen mit Bluthochdruck und Arteriosklerose, Asthma, Übergewicht, speziell die Zunahme des gefähr-

lichen Bauchfettes, Diabetes Typ 2, Muskelschwund, Osteoporose und psychosomatische Krankheiten können ihre Ursachen in diesen langanhaltenden psychischen Belastungen haben. In solchen Situationen kommt es zu einer Dauerbelastung des Sympathikus und der Hypothalamus-Hypophysen-Nebennierenrinden-Achse (HPA-Achse), wodurch es zu einer andauernden erhöhten Ausschüttung der Stresshormone Adrenalin und Noradrenalin kommt. Man merkt es an einer Erhöhung des Pulsschlags, an einem erhöhten Blutdruck und auch an einer vermehrten Muskelspannung. Die erhöhten Stresshormonspiegel wirken sich auch auf das psychische Wohlbefinden aus, man wird ängstlich, schreckhaft und fühlt sich an- und abgespannt.

Die erhöhte Aktivität der HPA-Achse führt zu einer vermehrten Ausschüttung von Cortisol, einem weiteren Stresshormon, was sich auf viele Körperfunktionen auswirkt. Es ist die Gehirnfunktion beeinträchtigt, es kommt zur Zunahme von Fettgewebe im Bauchraum und es entstehen Störungen im Fettstoffwechsel. Auf Grund der hohen Cortisolspiegel nimmt die Empfindlichkeit der Insulinrezeptoren ab, was einen Diabetes Typ 2 zur Folge hat. In weiterer Folge nimmt auch die Anfälligkeit für Infekte zu. Im Tierversuch wurde festgestellt, dass Dauerstress über drei Wochen direkt die Hirnzellen im Hippocampus, einem Teil des Limbischen Systems, schädigte.

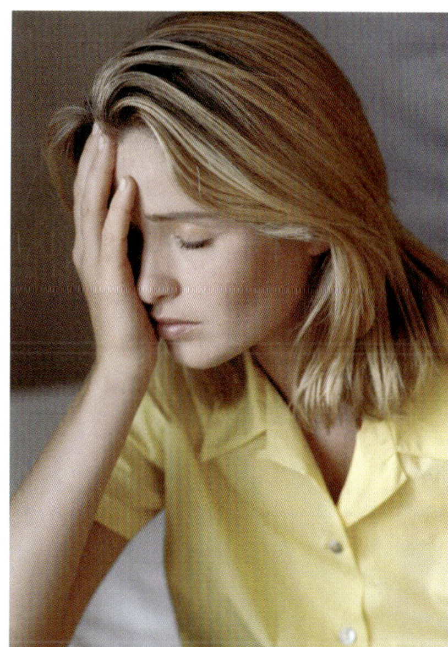

Burn-out

Nichts geht mehr. Burn-out ist derzeit ein vielstrapazierter Begriff, obwohl er, streng genommen, eigentlich keine offizielle Diagnose darstellt. Er verschwimmt mit dem Begriff der **Depression** und sicher vieles, was früher Depression hieß, wird jetzt Burn-out genannt. Vielleicht liegt das auch daran, dass Burn-out sozusagen aus der Stärke kommt und der Depression ganz im Innersten doch ein Begriff der Schwäche anhaftet. Die Symptome sind jedenfalls in ihren Auswirkungen sehr ähnlich: völlige emotionale, geistige und körperliche Erschöpfung mit sehr eingeschränkter oder fehlender Leistungsfähigkeit, schwere Schlafstörungen, stark schwankende oder apathische Grundstimmung und ein Gefühl völliger Hoffnungslosigkeit.

Was kann man tun?

Das junge Gebiet der Psychoneuroimmunologie hat sich des Themas angenommen. Der Name ist bereits das Programm. Die Seele, das Nervensystem, das Immunsystem – alle sind von Stress betroffen, daher muss auch die Therapie gleichzeitig an mehreren Stellen ansetzen. In sehr vielen Fällen sind Medikamente unumgänglich und auch psychotherapeutische Hilfe ist überaus hilfreich und hat vor allem in der Prävention einen hohen Stellenwert. Sehr oft hilft es schon sehr viel weiter, einfach die Sichtweise zu ändern und den Herausforderungen mit einer anderen Ausgangshaltung zu begegnen, Dinge, die ein erfahrener Therapeut in der Regel sehr gut vermitteln kann.

Man kann jedenfalls diese beiden Behandlungsansätze noch durch bestmögliche Unterstützung des Körpers sehr gut ergänzen. Ernährung und gegebenenfalls Nahrungsergänzung ist die dritte Säule, die bei der Bewältigung von Stress und den entsprechenden Folgereaktionen sehr hilfreich ist. Diese Tatsache wurde auch in vielen wissenschaftlichen Untersuchungen bestätigt.

Dass Aminosäuren dabei eine sehr wichtige, wenn nicht die Hauptrolle spielen, liegt aus mehreren Gründen auf der Hand. Die Wirkung von Aminosäuren konnte für **Diabetes**, **Depressionen, Fettstoffwechselstörungen** und **Störungen des Immunsystems** nachgewiesen werden.

Welche Aminosäuren sind in diesem Zusammenhang besonders wichtig?

Tryptophan

Sicherlich eine der wichtigsten Aminosäuren in diesem Zusammenhang. Tryptophan ist die Vorstufe für den Botenstoff Serotonin, der für eine gute und ausgeglichene Grundstimmung zuständig ist. Gemütszustände wie **Depressionen, Aggressionen** und **Angst** werden mit einem Serotoninmangel in Zusammenhang gebracht. Ein erhöhter Cortisolspiegel, der ja bei Stress auftritt, bewirkt einen erhöhten Abbau des Serotonins. Es wurde z.B. festgestellt, dass gesunde Personen, in deren Familien Depressionen auftraten, Defizite im Serotonin-Haushalt und dessen Vorstufe Tryptophan aufweisen und weniger stressresistent waren als die Vergleichsgruppe. Depressionen sind ja immer mit Störungen der Stresshormon-Regelkreise verbunden, wodurch in weiterer Folge die Stressresistenz herabgesetzt sein kann.

Phenylalanin

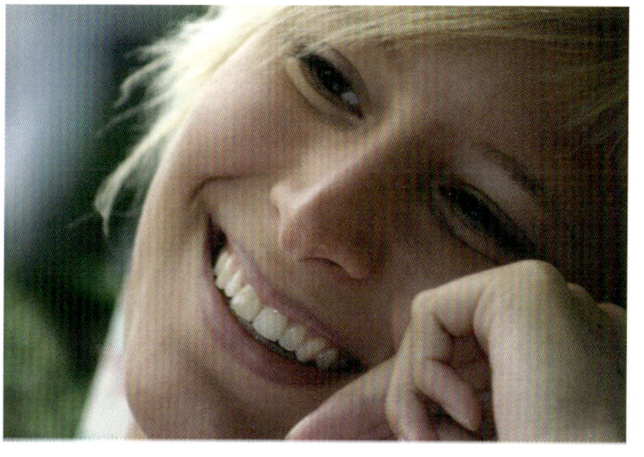

Die zweite wichtige Aminosäure. Sie ist die Vorstufe für Stresshormone. Durch psychologische Tests konnte gezeigt werden, dass das Fehlen von Tyrosin, das ja aus Phenylalanin gebildet wird, zwangsläufig mit Unzufriedenheit und Antriebslosigkeit verbunden ist. Phenylalanin ist außerdem die Vorstufe des Dopamins, unseres Glückshormons, und hilft, die Stimmung zu heben, die Hirnleistung und psychische Belastbarkeit zu verbessern.

Arginin

Die essentielle Aminosäure Arginin ist die Vorstufe von Stickstoffmonoxid (NO). Dieser Signalstoff kann einen Gefäßschutz ausüben, die Durchblutung der Gefäße verbessern und den Blutdruck senken. Es hilft auch bei Schlafstörungen.

Chronischer Stress löst Entzündungsreaktionen an den Gefäßwänden aus und führt zu einem erhöhten Bedarf an Arginin.

■ Glycin

Glycin ist für die Energieversorgung des Gehirns zuständig. Diese nicht essentielle Aminosäure hat auch eine entspannende und entkrampfende Wirkung auf die Muskulatur und hilft bei **Panikattacken** und **Schlafstörungen.**

■ Glutamin

Glutamin weist den höchsten Wert im Blutspiegel aller Aminosäuren auf. Physischer und psychischer Stress führt aber zu Defiziten an dieser nicht essentiellen Aminosäure. Sie ist für das Immunsystem wichtig und stimuliert es bei einer stressbedingten Schwächung. Glutamin ist ein wichtiger Nährstoff für die Schleimhautzellen im Magen-Darm-Trakt. Durch Zufuhr von Glutamin oder seiner Vorstufe kann die Synthese von Glutathion angekurbelt werden. Glutathion ist ein wichtiger Radikalfänger des Körpers. Er ist besonders bei Stress entscheidend, um die vermehrte Bildung freier Radikale zu kompensieren.

■ Taurin

Taurin ist eine weitere nicht essentielle Aminosäure, die bei Stress eine Schutzfunktion für das Herz-Kreislauf-System hat. Zusätzlich kann es die bei Stress in hohem Maße entstehenden freien Radikale neutralisieren. Weiters wirkt Taurin entzündungshemmend.

■ BCAAs

Es konnte gezeigt werden, dass bei körperlichen Anstrengungen in großer Hitze, also einem physikalischen Stress für den Körper, die Leistungen bei Einnahme von BCAAs, also Leucin, Valin und Isoleucin, signifikant besser waren.

Aminosäuren und die Schönheit

Täglich verlieren wir rund 100 Haare. Alle 25 Tage erneuern sich unsere Hautzellen. Für die notwendige Nachbildung dieser Haut- und Haarzellen sind die Aminosäuren zuständig. Unvorstellbar große Mengen an Aminosäuren sind dafür notwendig. Stress im Alltag, Schlafmangel und schädliche Umwelteinflüsse bringen große Belastungen mit sich und damit unseren Aminosäuren-Haushalt aus dem Gleichgewicht. Die Nachbildung und Regeneration unserer Körperstrukturen leiden darunter. Und die nicht unmittelbar lebenswichtigen Funktionen sind als erste betroffen. Die Haut wird fahl, die Haare verlieren ihren Glanz und fallen aus und die Nägel werden brüchig. Neben entsprechender Pflege ist auch die Zufuhr von hochwertigen Nährstoffen sinnvoll und zielführend, wie Studien belegen.

Haut

Die Haut ist immerhin unser größtes Organ, das, je nach Größe und Körpergewicht, bis zu zehn Kilogramm wiegen kann. Sie erneuert sich

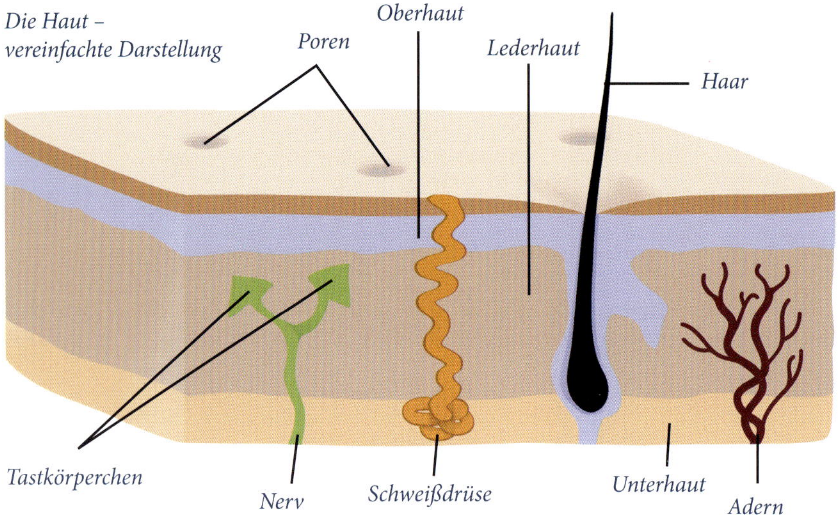

ungefähr alle 25 Tage. Jeder kennt diesen Zyklus, das ist ja in etwa der Zeitraum, nach dem auch der letzte Rest an Urlaubsbräune wieder verschwunden ist.

Die Haut besteht aus drei Schichten:

- Oberhaut
- Lederhaut
- Unterhaut

Entscheidend für das Erscheinungsbild der Haut ist die mittlere Schicht, die Lederhaut. Für das Gerüst sind kollagene und elastische Fasern zuständig. Außerdem sind die Haarwurzeln und die Sinnesrezeptoren für den Tastsinn dort angesiedelt. Es ist übrigens jede einzelne Haarwurzel mit einem eigenen Muskel versehen. Wenn diese in Aktion treten, kommt es zur Gänsehaut. Für das Erscheinungsbild und die Straffheit der Haut sind das Fasergerüst und die diese umgebende Flüssigkeit ausschlaggebend. Die kollagenen Fasern bestehen hauptsächlich aus den

Aminosäuren Glyzin, Prolin und Lysin, die elastischen zum Großteil aus Valin und Lysin. Aminosäuren sind für den Aufbau dieser Strukturen unerlässlich, haben aber noch eine weitere sehr wichtige Aufgabe: Sie stimulieren das Einströmen von Flüssigkeit in die Zelle, binden diese in der Zelle und setzen so ein aufbauendes Signal, das heißt, die Zelle wird aufgefordert, mehr Eiweiß und somit auch Kollagen zu produzieren. Das ist nicht zu verwechseln mit den Wasser- und Lympheinlagerungen im darunterliegenden Bindegewebe! Auch Glutamin ist an diesen Prozessen prominent beteiligt und sorgt zusätzlich für einen ausgeglichenen Säure-Basen-Haushalt. Außerdem spielen noch die Aminosäuren Arginin, Glycin und Methionin eine wichtige Rolle für eine gesunde Haut. Aus diesen Aminosäuren kann der menschliche Körper Kreatin aufbauen, das im Energiestoffwechsel der Körperzellen eine wichtige Rolle spielt und so auch die Energiegewinnung und die Erneuerungsprozesse in der Haut unterstützt. Methionin ist der Ausgangsstoff für sehr wichtige Radikalfänger. Gerade in der Haut entstehen zahlreiche freie Radikale. Allein schon die UV-Strahlung trägt viel dazu bei. Mittlerweile ist es ja Allgemeinwissen, dass zu viel Sonnenbestrahlung, zumindest bei hellhäutigen Menschen, nur sehr kurzfristig zu einem schöneren Erscheinungsbild der Haut beiträgt und auf lange Sicht sogar die elastischen Fasern der Haut zerstört.

Haare und Nägel

Wir kennen es aus dem Tierreich: Dort spiegelt der Zustand des Fells sehr deutlich das Befinden wider. Das Hauptaufbauelement ist Keratin. Es besteht aus langen Aminosäurenketten, die wie bei einer Wendeltreppe gedreht sind. Man bezeichnet das als Helix. Mehrere Helix-Stränge sind zusammengefasst und durch „Brücken" zwischen Aminosäuren auf benachbarten Strängen verbunden. Die Anzahl der Brücken

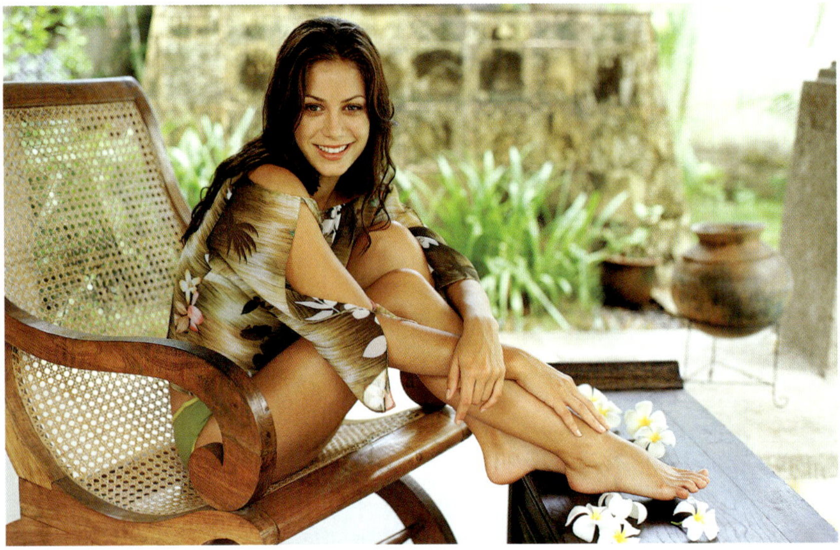

bestimmt die Festigkeit des entsprechenden Gewebes. Bei den Haaren sind es entsprechend weniger als bei den Nägeln. In Keratin sind die häufigsten Aminosäuren Phenylalanin, Isoleucin, Valin, und Alanin und für die beschriebenen Brücken sind ausschließlich die schwefelhaltigen Aminosäuren Cystein und Methionin verantwortlich.

Haarausfall

Haarausfall ist ein sehr wichtiges Thema, das vielerlei Ursachen haben kann. Der Verlust von bis zu 100 Haaren täglich gilt noch als normal, besonders viele sind es physiologischerweise im frühen Herbst. Alles, was darüber hinausgeht, sollte immer Anlass zu einer ärztlichen Untersuchung sein. Sehr häufige Ursachen sind zum Beispiel Störungen der Schilddrüsenfunktion oder ein Eisenmangel. Dies kann gerade bei Frauen mit einer starken Monatsblutung oft der Fall sein. Wenn all diese Möglichkeiten ausgeschlossen sind, kann auch ein Aminosäuren-Mangel eine Rolle spielen. So konnte nachgewiesen werden, dass neben einer Eisenmedikation eine Gabe von Lysin einen signifikanten Einfluss auf

Haarausfall hat. Arginin kann den Haarwuchs durch seine gefäßerweiternde Wirkung positiv beeinflussen. Denn dadurch wird die Durchblutung der Haarwuzeln verbessert und der Haarwuchs angeregt.

■ Ergrauen

Dem frühzeitigen Ergrauen der Haare diverser amerikanischer Präsidenten sind sogar wissenschaftliche Arbeiten gewidmet. Das Beispiel aus der jüngsten Vergangenheit:

Die Last und die Belastungen des Amtes hat diesen Vorgang offenbar beschleunigt. Man hat mittlerweile herausgefunden, dass dafür in Wirklichkeit dieselben Vorgänge wie beim Blondfärben der Haare ausschlaggebend sind: Oxidationsvorgänge durch winzige Mengen von Wasserstoff-Peroxid. Dies kann dann mit entsprechenden Antioxidantien bis zu einem gewissen Maß abgefangen werden. Für Methionin konnte diese Wirkung belegt werden. Eine gute Versorgung mit Aminosäuren wirkt sich positiv auf die Haut-, Haar- und Nagelqualität aus. Mit zunehmendem Alter und besonders bei Stressbelastung sollte man an eine gezielte und maßgeschneiderte Substitution mit Aminosäuren denken, um einer Verschlechterung der Haar-, Haut- und Nagelqualität vorzubeugen.

Die gesunde Ernährung

Ein Wegweiser durch den Dschungel der Ernährungspyramiden

Verschiedene Pyramiden, verschiedene Empfehlungen.

Alte Ernährungspyramide

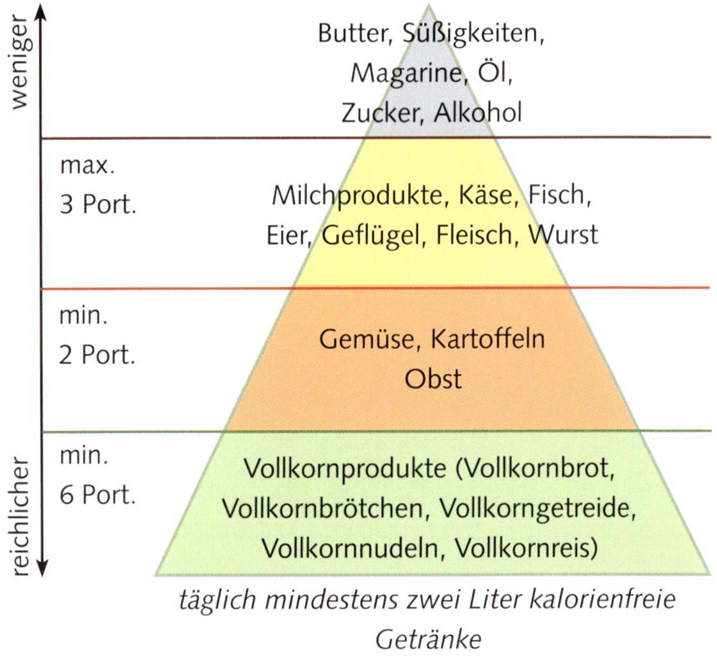

Die „neue“ Ernährungspyramide

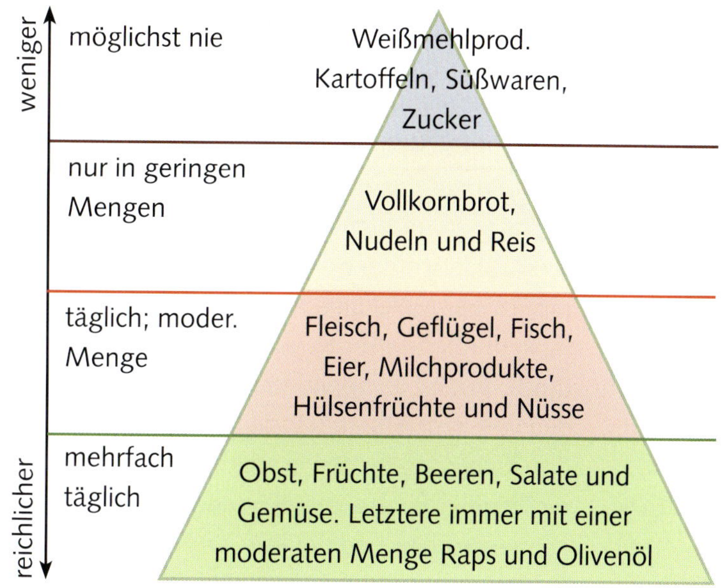

Ernährungspyramide der Österreichischen Gesellschaft für Ernährung.
Fett: ca 30%,
Eiweiß: max. 20%,
0.8 g pro kg Körpergewicht,
Kohlenhydrate: mind. 50 %

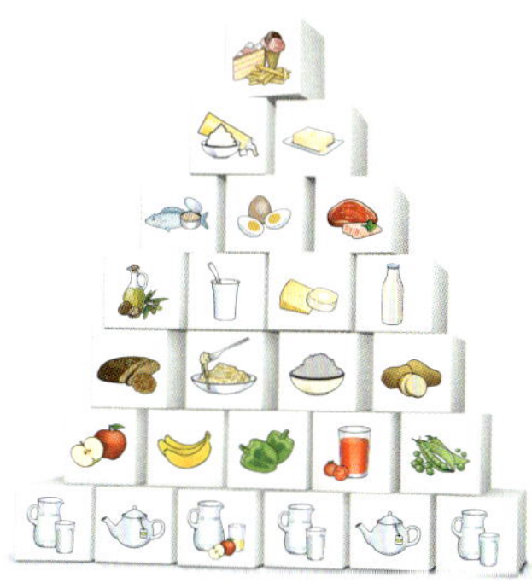

Einigkeit besteht nur bei der Spitze. Spitze heißt in diesem Fall nicht, dass es sich um das Wichtigste handelt, sondern im Gegenteil: Diese Lebensmittel sollten am wenigsten bis gar nicht konsumiert werden. Süßigkeiten mit viel Zucker, schlechtem Fett und industriell verarbeiteten Kohlenhydraten.

Das war es aber auch schon mit der Einigkeit. Die größte Kontroverse besteht eigentlich in den Empfehlungen zu den Kohlenhydraten. Die klassischen Ernährungsgesellschaften empfehlen einen relativ hohen

Kohlenhydrat-Anteil von mindestens 50 Prozent, besser noch mehr, wenn man damit Fette einsparen kann. Der Kohlenhydrat-Anteil sollte möglichst aus vielen Vollkorn-Produkten bestehen und die Idee dahinter ist, die erforderliche Energie mit möglichst wenig Fetten zuzuführen.

Schauen wir uns nun einmal an, was nach der Aufnahme von Kohlenhydraten in unserem Körper passiert.

Die Kohlenhydrate werden, wenn sie es nicht ohnehin schon sind, zu kleinen Zucker-Molekülen zerlegt und gelangen dann in das Blut. Dort steigt dann der Blutzucker-Spiegel an. Das ist das Signal für die Bauchspeicheldrüse, Insulin abzusondern, das den Blutzuckerspiegel senkt, indem es den vorhandenen Zucker der Verwertung zuführt. Verwertung bedeutet, dass eine gewisse Menge gleich in Energie umgewandelt wird, ein weiterer Teil wird für größere Anstrengungen in Leber und Muskeln als Glykogen gespeichert und der Rest als Fett gespeichert.

Zusätzlich besteht noch die Gefahr, dass eine Insulinresistenz entsteht. Das bedeutet, dass die Rezeptoren in den Zellen nicht mehr hundertprozentig auf Insulin reagieren. Das bedeutet, der Blutzuckerspiegel bleibt hoch, worauf noch mehr Insulin abgesondert wird. Und noch mehr Fett gespeichert wird.

Interessant ist, dass Kohlenhydrate nicht essentiell sind. Das bedeutet, dass sie nicht unbedingt zugeführt werden müssen, man kann auch ohne Kohlenhydrate überleben. Das gilt jedoch nicht für Proteine und Fette, die sind essentiell, ohne die geht es auf Dauer nicht. Das ist insofern überraschend, da ja das Gehirn ausschließlich Glukose als Energielieferanten verwendet. Diese kann aber auch aus Fetten und Eiweiß gewonnen werden.

Schauen wir weiter zu den Fetten. Da hat sich die Datenlage in der jüngsten Vergangenheit sehr geändert. Bis dahin galten ja gesättigte Fettsäuren als sehr, sehr schlecht, ungesättigte als vorteilhaft und einfach gesättigte im Vergleich zu den gesättigten immerhin als besser. Das Schreckgespenst waren hohe Cholesterin-Spiegel, insbesondere hohe LDL-Werte. Die neue Ernährungspyramide aus Harvard zeigt aber, dass das Gesamt-

Cholesterin kein besonders guter Anzeiger für Risikofaktoren ist. Gesättigte Fette heben LDL, aber auch das „gute"HDL.
2008 wurde eine wissenschaftliche Studie veröffentlicht, die Folgendes aussagte:

322 übergewichtige Personen unterzogen sich einer der drei Diäten:

wenig Fett, kalorienreduziert	mediterrane Kost, kalorienreduziert	wenig Kohlenhydrate, keine Kalorienbeschränkung

Ergebnis: Gruppe drei aß wesentlich mehr gesättigte Fette als die anderen beiden Gruppen, hatte aber am Schluss die besten HDL/LDL-Relationen und doppelt so viel Gewicht abgenommen wie die anderen beiden Gruppen.
Das Ergebnis war nicht nur, dass die gesättigten Fette nicht ganz so schlecht sind, wie bisher angenommen. Kohlenhydrate sind in großer Menge eigentlich viel schlechter.
In sehr großen Untersuchungen mit Zehntausenden von Teilnehmern konnte gezeigt werden, dass mit einem hohen Anteil an Kohlenhydraten mit hohem glykämischen Index beziehungsweise hoher glykämischer Last das Risiko, an Diabetes und koronarer Herzkrankheit zu erkranken, wesentlich höher war.
Der glykämische Index gibt an, welchen Blutzuckeranstieg ein Nahrungsmittel bewirkt. Die glykamische Last berücksichtigt zusätzlich die Menge an erforderlichem Insulin, das heißt, es wird neben der Qualität des Kohlenhydrats auch seine Menge berücksichtigt. Daher hat sich mittlerweile diese verfeinerte Betrachtungsweise durchgesetzt. Industrielle Verarbeitung hebt übrigens den glykämischen Index desselben Lebensmittels an: Instant-Kartoffel-Mischungen haben 95, Salzkartoffeln 70, weißer Reis hat 70, Naturreis 50.
Diese Punkte berücksichtigend, landet man zwangsläufig bei der letzten unserer Pyramiden, der LOGI-Pyramide.

Die LOGI (low glycemic and insulinemic) Pyramide Kohlenhydrate: 40%, Eiweiß: 30%, Fette: 30%

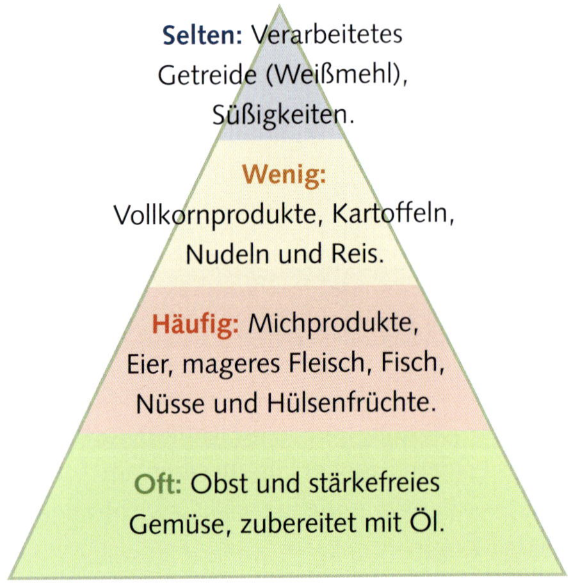
Selten: Verarbeitetes Getreide (Weißmehl), Süßigkeiten.
Wenig: Vollkornprodukte, Kartoffeln, Nudeln und Reis.
Häufig: Michprodukte, Eier, mageres Fleisch, Fisch, Nüsse und Hülsenfrüchte.
Oft: Obst und stärkefreies Gemüse, zubereitet mit Öl.

Obwohl die Studienlage eindeutig für diese Ernährungsweise spricht, wird sie noch (?) nicht offiziell empfohlen. Obwohl die Vorteile auf der Hand liegen. Neben den schon zitierten Vorteilen ist ja durch den hohen Anteil an Gemüse auch noch eine sehr gute Versorgung mit Vitaminen und Spurenelementen sichergestellt. Die Basis dieser Ernährungsform bilden Obst und stärkefreies Gemüse und Salate. Ergänzt durch großzügige Mengen an hochwertigen Ölen, wie Oliven- oder Rapsöl.
An zweiter Stelle, also täglich, kommt schon Eiweiß. Fleisch, Fisch, Eier, Milchprodukte, Hülsenfrüchte und Nüsse. Dieser Methode wird ihr hoher Eiweiß- und sogar Fleischanteil zum Vorwurf gemacht. Es ist aber auch hier die Qualität entscheidend. Das vielgeschmähte rote Fleisch eines Weidetieres, das ohne Antibiotika und Hormone aufwächst, ist so ein hochwertiges Nahrungsmittel.
Im Übrigen ist diese Ernährungsform auch sehr gut für Ovo-Lacto-Vegetarier anwendbar. Es gibt ja nicht nur Fleisch und Fisch als Eiweißquelle. Schwieriger wird es für reine Veganer, da ist es schon nicht ganz so ein-

fach, alle essentiellen Aminosäuren zu bekommen. Man muss da die Inhaltsstoffe der verschiedenen Getreide geschickt miteinander kombinieren. Vor allem Lysin ist in diesem Fall häufig ein gewisses Problem.
Erst an dritter Stelle kommen dann Kohlenhydrate, wie Kartoffeln, Vollkornprodukte und Reis. An dritter Stelle bedeutet: in Maßen. Was bedeutet in Maßen? Das hängt ein bisschen von allen anderen Rahmenbedingungen ab. Bei viel Bewegung, also im Wesentlichen bei viel sportlicher Betätigung, kann der Anteil aus dieser Gruppe höher sein. Bei einem höherem Ausgangsgewicht sollten aus dieser Gruppe möglichst wenig Lebensmittel kommen, das führt automatisch zu einer Gewichtsabnahme.
Die vierte Gruppe: Weißbrot, Süßigkeiten, geschälter Reis und gesüßte Erfrischungsgetränke sollten nur ganz selten auf dem Speiseplan stehen.
Diese Ernährungsweise ist abwechslungsreich, unterstützt einen optimalen Stoffwechsel und bietet auch noch eine große Menge an Vitaminen, Spurenelementen, sekundären Pflanzenstoffen und Ballaststoffen. Außerdem gibt es zahlreiche wissenschaftliche Untersuchungen, die diese positiven Stoffwechselwirkungen eindrucksvoll und eindeutig belegen.

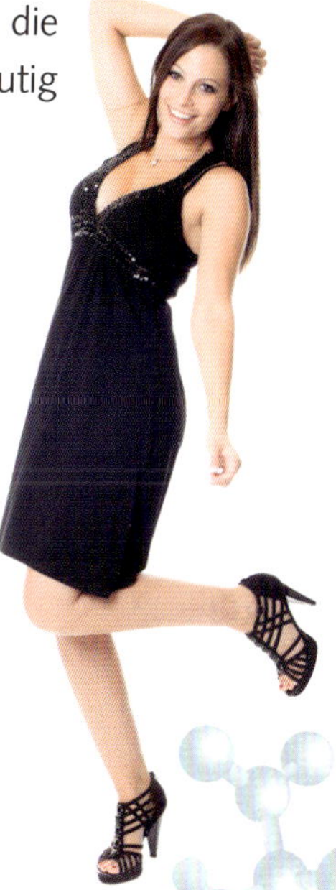

Einige Ernährungsratschläge, wenn Sie abnehmen wollen

Vor nicht allzu langer Zeit wurde folgende Untersuchung veröffentlicht. 311 übergewichtige Frauen wurden in vier Gruppen eingeteilt. Jede dieser Gruppen folgte einer bestimmten Diätform, da man die Effizienz und die Folgen für Stoffwechsel und Gesundheit über zwei Jahre verfolgen wollte.

ORNISH	ist im Wesentlichen vegetarisch, erlaubt nur sehr selten mageren Fisch und sehr wenig Fett
ZONE	Kalorienaufnahme auf 700 bis 1700 Kilokalorien beschränkt, viele Mahlzeiten, erlaubter Höchstabstand zwischen den Mahlzeiten 4,5 Stunden
LEARN	steht für **L**ifestyle, **E**xercises, **A**ttitude, **R**elationships, **N**utrition
ATKINS	keine Kohlenhydrate, nach Möglichkeit nur Fett und Eiweiß

Das überraschende Ergebnis war, dass die ATKINS-Gruppe bei weitem am besten abgeschnitten hatte. Die Gewichtsabnahme war doppelt so hoch wie bei den anderen Methoden. Diese Diätform ist allerdings insofern zu Recht umstritten, da sie nicht einmal Obst und Gemüse erlaubt. Auf Dauer ist dabei eine ausreichende Versorgung mit Nährstoffen wahrscheinlich nicht sichergestellt. Außerdem ist diese Ernährungsform auf Dauer schwer durchzuhalten. Und darin sind sich alle einig: Eine dauerhafte Ernährungsumstellung sollte immer das Ziel sein. Die Botschaft, die aber aus dieser oben zitierten Studie bleibt: low carb, also wenig Kohlenhydrate.

Daher bietet sich die im vorigen Kapitel angeführte LOGI-Ernährung sehr gut an. Für das Abnehmen einfach bei den Lebensmitteln der Gruppe drei strenger sein oder, wenn es sein muss, durch viel Sport wettmachen. In der Phase des Abnehmens sollte man die Lebensmittel der Gruppe vier am besten ganz weglassen. Ideal sind die Kohlenhydrate zu Mittag oder eventuell am Morgen, das Abendessen ist idealerweise völlig kohlenhydratfrei. Man kann die unerwünschten Effekte der Kohlenhydrate etwas abmildern, wenn man 15 Minuten vor der entsprechenden Mahlzeit Ballaststoffe zu sich nimmt. Das senkt den glykämischen Index der folgenden Mahlzeit. Das ist eine gute Hilfe, wenn man ausgeht oder eingeladen ist.

Eine Studie belegt, dass zu viele gesättigte Fette gegen Leptin resistent machen. Leptin regelt das Sättigungsgefühl des Körpers; diese Regulation kann dann aber außer Kraft gesetzt werden. Bei einfach oder mehrfach ungesättigten Fetten wurde dieser Effekt nicht beobachtet.

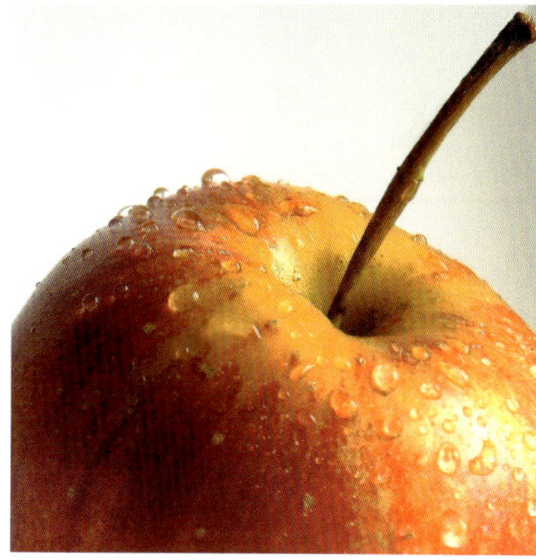

Abschließend kommen hier noch einige Bemerkungen zum Jo-Jo-Effekt: Es ist der Schrecken nach jeder erfolgreichen kalorienreduzierten Diät: Kaum isst man nur ein bisschen mehr, nimmt man leider wieder ganz schnell zu. Es folgt die nächste Diät – der Effekt wird immer stärker. Die Europäische Union untersuchte diesen Effekt bei fast 800 Personen. Diese hatten im Rahmen einer 800-Kalorien-Diät in acht Wochen durchschnittlich elf Kilogramm an Gewicht abgenommen.

Nachher wurden sie in fünf Gruppen eingeteilt und folgenden Regimes unterworfen:

wenig Eiweiß (13 %)	hoher glykämischer Index
wenig Eiweiß	niedriger glykämischer Index
viel Eiweiß (25 %)	niedriger glykämischer Index
viel Eiweiß	hoher glykämischer Index
Kontrollgruppe	die die gängigen Ernährungsempfehlungen befolgten, kein Hinweis auf glykämischen Index

Das Ergebnis

Alle nahmen etwas zu, am wenigsten diejenige Gruppe, die viel Eiweiß mit einem niedrigen glykämischen Index kombinierte.

Einige Ernährungsratschläge für Sportler

Auch für leistungsbewusste Sportler ist als Basisernährung die LOGI-Ernährung zu empfehlen. Als Grundkonzept gelten die allgemeinen Ernährungsratschläge. Auf diese Art wird einmal eine ausreichende Menge Eiweiß zugeführt. Die positiven Wirkungen wurden ja in den vorigen Kapiteln ausführlich beschrieben und treffen in besonderem Maße auf Sportler zu, die ja ihren Körper bestmöglich auf Höchstleistungen vorbereiten wollen. Im Rahmen dieser Ernährung kann man dann Kohlenhydrate gezielt nach Bedarf einsetzen. Gerade für Ausdauersportler oder Ballspieler gab es ja die Empfehlung, besonders viele Kohlenhydrate zu sich zu nehmen, um die entsprechende Leistung bringen zu können. Marathon und Nudeln waren fast schon ein Synonym.

Es ist aber viel sinnvoller, sich während der gesamten Vorbereitungsphase nach LOGI zu ernähren und erst knapp vor dem Wettkampf die Glykogen-Speicher durch Kohlenhydrate aufzuladen. Dann hat man genug Eiweiß für den Erhalt oder Aufbau der Körperstrukturen zu sich genommen und kann noch einmal einen Schub durch die Kohlenhydrate geben. Für diese Kohlenhydrat-Aufladung gibt es mehrere Möglichkeiten, je nach Sportart. Die Varianten reichen von fünf Tagen vor dem Wettkampf bis zu einer Mahlzeit am Tag des Wettkampfes. In diesem Fall sind Kohlenhydrate mit niedrigem glykämischen Index vorzuziehen, da sie eine gleichmäßigere Insulinausschüttung bewirken. Ansonsten besteht die Gefahr, dass der Blutzuckerspiegel kurzfristig zu stark abfällt, was sich leistungsmindernd auswirken kann.

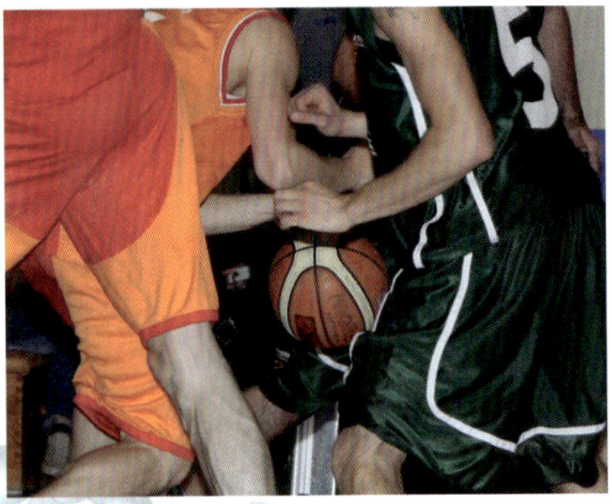

Ernährungstipps für gestresste Menschen

Ob man ausgeglichen ist oder Stimmungsschwankungen unterliegt, ob man glücklich und mental stark ist, wie man denkt und fühlt, wird direkt beeinflusst von dem, was man isst. **„Wie man isst, so ist man"** gilt nicht nur für das körperliche Wohlbefinden und die Gesundheit, sondern auch für die mentale Stärke. Wenn wir gut mit den richtigen Nahrungsmitteln versorgt sind, lassen sich unsere Stimmung, das Glücksgefühl, unsere emotionale Stabilität und unser Gedächtnis verbessern. Sogar der IQ lässt sich positiv beeinflussen. Die Häufigkeit von mentalen Störungen wurde 2004 in der größten je in Großbritannien durchgeführten Gesundheitsumfrage untersucht. Insgesamt wurden 37.000 Personen befragt. Diese Studie, die als ONUK (Optimum Nutrition UK) bekannt ist, lieferte, gerade was mentale Störungen betraf, erschreckende Ergebnisse:

- Sind rasch ungeduldig .... 82 %
- Geringe mentale Stärke .... 80 %
- Fühlen sich überfordert .... 67 %
- Fühlen sich gestresst .... 64 %
- Sind depressiv .... 44 %
- Haben Konzentrationsprobleme .... 43 %
- Haben ein schlechtes Gedächtnis oder Lernprobleme .... 32 %
- Werden rasch nervös .... 38 %

Die Anzahl von Menschen, die an Panikattacken, Müdigkeit, Schlafproblemen und Depressionen leiden, nimmt zu.

Mögliche Ursachen

Unser Erfindergeist verhalf uns dazu, Millionen neuer Chemikalien zu entwickeln, von denen Tausende in den Nahrungsmitteln, in den Haushaltsprodukten, im Trinkwasser und in der Luft unseren Körper belasten. Einerseits spielt die Veränderung unseres Lebensstils während der letzten 50 Jahre eine große Rolle. Das Tempo und die Anforderungen sind mittlerweile enorm. Wir sind jederzeit über Mobiltelefon erreichbar, schreiben E-Mails und erwarten eine Antwort innerhalb der nächsten Minuten und eilen von Termin zu Termin. Als moderne Menschen sind wir einer chronischen Stressbelastung ausgesetzt, die natürlich vor allem Auswirkungen auf unser Gehirn hat. Unser Körper muss zunehmend mit Schadstoffen fertig werden, die sich in unserer Umgebung und da vor allem im Trinkwasser und in Nahrungsmitteln finden.

Wie können wir das Gehirn mit natürlichen Mitteln bestmöglich unterstützen?

Neben Psychotherapie und Mentaltraining spielt auch die optimale Zufuhr von Nährstoffen eine große Rolle. In englischer Sprache klingt das besonders einprägsam: **Good food for good mood.**
Eine gute Stimmung, mentale Stärke, gutes Gedächtnis und perfekte Konzentration hängen von einer guten Versorgung mit diesen fünf Nahrungsmitteln ab.

- **Aminosäuren** und ihre Derivate spielen bei den Botenstoffen eine große Rolle.
- **Glucose** ist der Treibstoff für das Gehirn.
- **Fette** machen 60% des Trockengewichts des Gehirns aus. Sie sind Bestandteil der Myelinschicht, die gemeinsam mit den Phospholipiden die Nervenzellen im Gehirn wie eine Isolierung abschirmen.

- **Phospholipide** sind die „Gedächtnismoleküle".
- **Vitamine und Mineralstoffe** sind Hilfsstoffe bei den chemischen Prozessen im Gehirn.

Aminosäuren

Ihre Funktionen wurden bereits ausführlich im Kapitel „Aminosäuren und Mentale Power" beschrieben.

Glukose

Glukose ist der Hauptenergielieferant für das Gehirn. Es hat dafür keine Speicher, beansprucht aber im Normalfall ungefähr zwei Drittel der zur Verfügung stehenden Glukosemenge für sich. In jüngster Zeit hat die „Selfish-Brain-Theorie" große Beachtung gefunden. Es ist bekannt, dass das Gehirn auch in Not- und Hungerzeiten kaum an Substanz verliert. Wenn schon 40 Prozent der Organsubstanz abgebaut sind, hat das Gehirn gerade einmal maximal zwei Prozent an Masse verloren. Es achtet also sehr genau und egoistisch auf seine Versorgung, ungeachtet, was mit dem Rest des Körpers passiert. Es ist, im Gegensatz zu allen anderen Strukturen, bei der Zuckeraufnahme nicht ausschließlich auf Insulin angewiesen. Das ist zwar insgesamt durchaus positiv, man nimmt aber an, dass dieser Mechanismus bei der übermäßigen Nahrungsaufnahme Übergewichtiger eine prekäre Rolle spielt, da das Gehirn prinzipiell ja sogar von hohen Zuckerspiegeln profitiert. Interessanterweise sind Glukose oder Kohlenhydrate trotz dieser Wichtigkeit für das Gehirn keine essentiellen Nahrungsmittel. Glukose kann nämlich aus speziellen Proteinen und Fetten hergestellt werden. Vor allem Aminosäuren spielen dabei eine wichtige Rolle.

Fette

Sie machen 60 Prozent des Gewichts des Gehirns aus und halten uns psychisch gesund. Verschiedene mentale Probleme wie Depressionen, Gedächtnisprobleme, ADHS, Lernschwierigkeiten werden mit einer schlechten Versorgung mit Fettsäuren in Zusammenhang gebracht. Sie sind notwendig, um die mentale Stärke zu optimieren.
Die Fettsäuren sind ein Bestandteil der sogenannten Myelinschicht, der Zellmembran der Neuronen. Die Myelinschicht besteht aus zwei Schichten von Phospholipiden. Dazwischen ist eine Lage von gesättigten und ungesättigten Fettsäuren. Die ungesättigten Fettsäuren, nämlich die **Omega-3- und Omega-6-Fettsäuren,** stehen im Verhältnis 1:1. Die Balance zwischen den Omegas dürfte für die Struktur und Funktionstüchtigkeit des Gehirns sehr wichtig sein. Die Omega-3- und Omega-6-Fettsäuren sind essentielle Fettsäuren. Sie kann der Körper, wie auch die essentiellen Aminosäuren, nicht selbst produzieren und sie müssen durch die Nahrung zugeführt werden. Es ist aber glücklicherweise nicht allzu schwierig, diese zuzuführen. In der Regel ist allerdings der Anteil an Omega-3-Fettsäuren in unserer Nahrung zu gering. Bei einer normalen täglichen Fettaufnahme beträgt das Verhältnis von Omega 3 zu Omega 6 bis zu 1:20. Es sollte idealerweise aber höchstens 1:3 sein.

Nahrungsmittel, die viele Omega-3-Fettsäuren enthalten

- Lachs
- Makrele
- Thunfisch
- Sardine
- Sardelle
- Eier
- Leinsamen
- Walnuss
- Kürbis

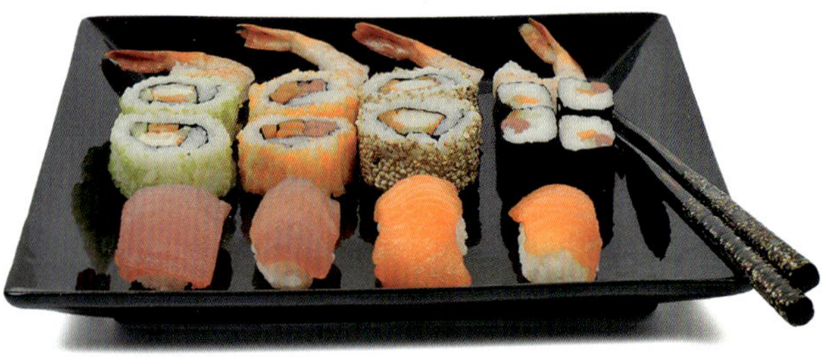

Nahrungsmittel für Omega-6-Fettsäuren

- Fleisch
- Eier
- Milchprodukte
- Tintenfisch
- Distelöl
- Sesam
- Sonnenblumenöl

Auch in diesem Zusammenhang noch ein Wort über Transfette. Neben ihren sonstigen schädlichen Effekten haben sie eine besonders zerstörerische Wirkung direkt im Gehirn. Sie treten dort an die Stelle von Omega-3- und Omega-6-Fettsäuren und beeinträchtigen damit die Hirnfunktionen!

Phospholipide

Sie sind die „intelligenten Fette" des Gehirns und liefern die sogenannte Myelinschicht, die die Neuronen umgibt. Neuronen können bis zu einem Meter lang sein. Sie müssen daher gut gegeneinander isoliert sein, sonst wären eine Weiterleitung von Signalen und eine reibungslose Kommunikation unmöglich. Diese soll ausschließlich an den dafür vorgesehenen Stellen, den Dendriten, geschehen. Mit zunehmendem Alter verringert sich die Zahl der Neuronen und Synapsen, wodurch sich auch die Gedächtnisleistung verschlechtert und die emotionale Kompetenz beeinträchtigt wird. Phospholipide sind an der Synthese des Acetylcholins, dem Schlüssel für das Gedächtnis, beteiligt. Acetylcholin ist der Neurotransmitter, der für Verstand, Lernen und Gedächtnis zuständig ist. Er ist für die Speicherung neuer Information verantwortlich. Erzeugt wird Acetylcholin im Körper aus Cholin. Für ein reibungsloses Funktionieren des Gehirns muss es in ausreichender Menge vorliegen.

Die besten Nahrungsquellen für Cholin sind:

- Eier
- Fische, vor allem Sardinen
- Leber
- Soja
- Nüsse, vor allem Erdnüsse

An dieser Stelle seien noch zwei Nahrungsergänzungsmittel erwähnt:

- **Citicoline:** Citicoline ist ein Zwischenprodukt auf dem Wege von Cholin zu Azetylcholincholin. In Studien konnte seine Wirkung hinsichtlich einer Verbesserung der kognitiven Fähigkeiten eindrucksvoll nachgewiesen werden.

- **Phosphatidylserin:** Ein anderes wichtiges Phospholipid ist Phosphatidylserin, das ebenfalls den Gedächtnisschwund verringern kann. Die Verbesserung der Gehirnleistung durch Phosphatidylserin wurde überzeugend in klinischen Studien dargelegt. Eine mögliche Erklärung für diese Wirkung von Phosphatidylserin ist, dass es ein wichtiger Bestandteil der Rezeptoren auf den Nervenzellen ist und so die Zellkommunikation verbessert. Der menschliche Organismus kann Phosphatidylserin selbst produzieren, allerdings muss trotzdem Phosphatidylserin über die Nahrung aufgenommen werden. In der modernen Ernährung ist wenig davon enthalten – außer man isst genügend Innereien. Besonders wenig Phosphatidylserin enthalten vegetarische Nahrungsmittel.

Vitamine, Mineralien

Als besonders nützlich erwiesen sich in wissenschaftlichen Untersuchungen die Vitamine der B-Gruppe sowie C, D und E und Calcium, Eisen, Chrom, Magnesium, Zink und Selen.

Anti-Aging-Ernährungstipps für bereits weise Menschen

Eine aktive Lebensgestaltung mit vielen sozialen Kontakten und Erlebnissen, regelmäßiger körperlicher Aktivität sowie einer ausgewogenen und vielseitigen Ernährung ist die beste Grundlage für ein gesundes Alter. Je älter man wird, desto wichtiger ist ein sorgsamer Umgang mit dem Körper. Er reagiert empfindlicher, hält nicht mehr jedem Raubbau stand. Und wie in der Überschrift steht: Man ist weise geworden und das hat leider seinen Preis. Mental kann einem wahrscheinlich nicht mehr jede Kleinigkeit aus der Ruhe bringen, die körperliche Stabilität leidet aber zusehends. Und jetzt die gute Nachricht: Man kann vieles tun! Im Alter nehmen das Durstgefühl und der Appetit ab. Man isst daher weniger, auf diese Art wird aber ein prekärer Kreislauf in Gang gesetzt. Durch die Mangelernährung nimmt die Muskelmasse schnell ab, man wird kraftlos und unsicher, bewegt sich noch weniger, hat noch weniger Appetit.

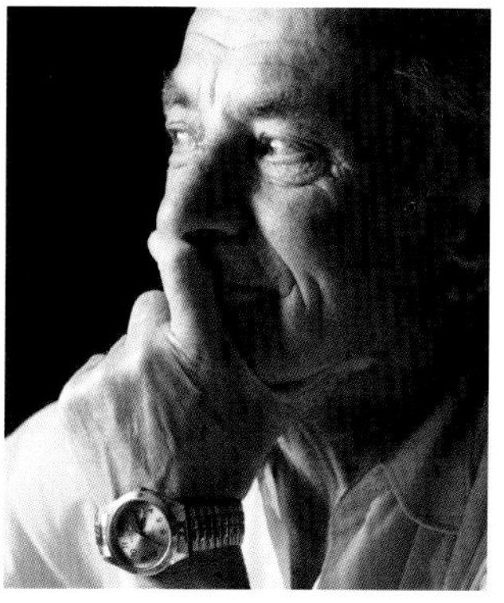

Körperliche Stabilität

Ein wichtiges Thema ist der Verlust an Muskeln, der bereits zwischen dem 40. und 50. Lebensjahr beginnt. Ein scheinbar harmloses Thema, aber doch mit weitreichenden Folgen. Durch die Abnahme der Muskelmasse werden zwangsläufig die Bewegungen unsicher und das Muskelkorsett gewährleistet nicht mehr die gewohnte Stabilität. Man kann dieser Tatsache aber erfolgreich durch Muskeltraining und Aminosäurensubstitution begegnen. Der positive Effekt konnte auch für die Altersgruppe weit jenseits der 80 gezeigt werden. Gerade für das Knochengerüst ist körperliche Betätigung extrem wichtig. In diesem Zu-

sammenhang ist sofort eine Vitamin-D-Supplementierung zu nennen. In unseren Breiten haben 80 Prozent der Menschen einen manifesten Mangel an Vitamin D. Besonders trifft das auf Menschen zu, die sich nicht regelmäßig im Freien aufhalten. Ein Spaziergang von einer halben Stunde täglich ist dabei ein sehr guter Anfang!
Die meisten älteren Menschen haben den dringenden Wunsch, in ihrer gewohnten Umgebung bleiben zu können. Dieser Wunsch ist gut nachvollziehbar. Das Wichtigste dabei ist aber eine gute Versorgung mit hochwertigen Nahrungsmitteln. Es gibt einige Untersuchungen über Mangelzustände. Es gibt Berichte von Spitälern, die besagen, dass sie bei älteren Menschen sehr oft Mangelzustände feststellen. Fast paradox ist dann, dass gerade in Spitälern die ausreichende Versorgung mit Nahrungsmitteln sehr oft sehr im Argen liegt. Am häufigsten finden sich hier Defizite an Proteinen, Vitaminen und Spurenelementen.
Gerade älteren Leuten wird häufig von einer Proteinzufuhr abgeraten. Es gibt aber nur zwei medizinische Gründe, die Zufuhr einzuschränken: eine stark eingeschränkte Nieren- oder Leberfunktion. In allen anderen Fällen ist es wichtig, ausreichend Protein zuzuführen. Der Neubau der

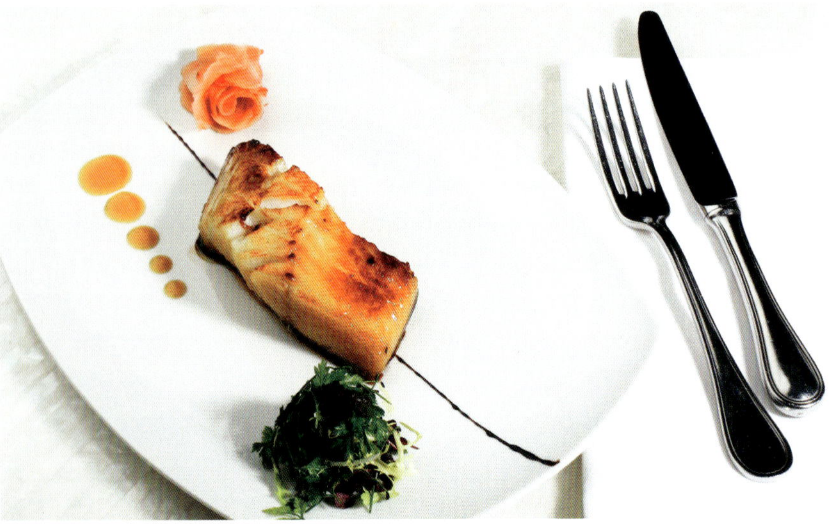

Strukturen geht langsamer vor sich und ist auch fehleranfälliger, aber gerade deswegen ist ein ausreichendes Nährstoffangebot so wichtig.

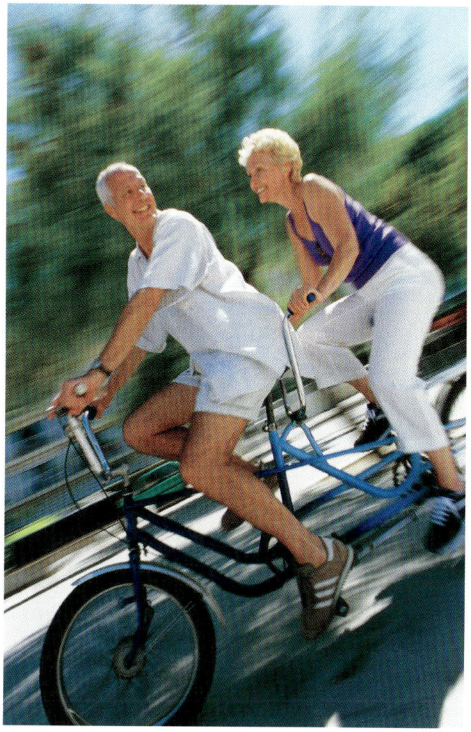

Die Funktion des Verdauungstraktes muss möglicherweise unterstützt werden. Sehr oft gibt es zu wenig Magensäure, was gerade die Proteinverdauung einschränkt, da es zu Schmerzen und extremem Völlegefühl kommt. Auch Verdauungsenzyme sind oft nicht ausreichend vorhanden. Entsprechende Präparate schaffen leicht Abhilfe. Das Gleiche gilt für Präparate, die für eine gute Darmflora sorgen. Sie sind leicht zu bekommen, billig und extrem hilfreich. Ein weiterer wichtiger Punkt sind alle Arten von Antioxidantien, die gerade bei älteren Menschen sehr wichtig sind. Falls Obst und Gemüse nicht gut vertragen werden, wäre eine entsprechende Zufuhr mittels Nahrungsergänzung sinnvoll. Für bestimmte Pflanzenextrakte konnten sogar tumorhemmende Eigenschaften nachgewiesen werden.
Auch Vitamine sollten nicht zu knapp dosiert werden. In der Regel wird gekochtes Gemüse viel besser vertragen als Salate und Rohkost.
Oft muss auch eine Nebenwirkung von Dauermedikamenten bedacht werden. So ist es z.B. wichtig, bei einer Dauertherapie mit cholesterinsenkenden Medikamenten, den sogenannten Statinen, das Coenzym Q10 zusätzlich einzunehmen.

Diese wenigen Beispiele zeigen bereits, dass die Schere zwischen Wohl- und Missempfindung gerade im Alter nicht groß ist und mit ganz wenigen einfachen Maßnahmen behoben werden kann.

Hippokrates hatte doch Recht

Epigenetik oder: Wie eine Aminosäure das Leben verändern kann

Sind wir von der Natur durch unsere Gene vorprogrammiert oder vom Leben geprägt? Schon Hippokrates und Aristoteles waren bereits 300 v. Chr. an dieser Frage interessiert. Der berühmte Satz von Hippokrates ,„Lass deine Nahrungsmittel deine Heilmittel sein", erscheint im Rahmen der Epigenetik in völlig neuem Licht.

In jüngerer Vergangenheit wurde diese Kontroverse hauptsächlich zwischen Naturwissenschaft und Psychologie ausgetragen. Während die Naturwissenschaft den Standpunkt vertrat, dass wir ausschließlich durch die Vererbung und damit durch die Gene geprägt sind, war die Psychologie der Meinung, dass nur die Prägung durch die Lebensumstände entscheidend für unser Verhalten und unsere Gesundheit ist.

Wie so oft bei Auseinandersetzungen: Beide haben Recht, die Wahrheit liegt in der Mitte, und mehr als 2000 Jahre nach Hippokrates und Aristoteles verdichten sich die Hinweise, dass es eine Kombination von beidem ist. Wir sind zweifelsohne durch unsere Gene geprägt, haben aber durch unseren Lebensstil und unser Verhalten großen Einfluss darauf. Seit wenigen Jahren ist die menschliche Erbsubstanz entschlüsselt. Wir kennen den Aufbau unserer Gene genau, letztlich brachte aber dieses Wissen weniger praktische Erkenntnisse als erhofft.

In unserem Körper gibt es unterschiedliche Gewebearten, wie Leberzellen, Nervenzellen, Muskelzellen und noch viele andere. Alle sind mit dem identischen Genom ausgestattet, das aus 3,3 Milliarden Bausteinen besteht und etwa 25.000 Gene enthält. Es ist der Bauplan für den menschlichen Körper. Aber Anweisungen sind notwendig, wann welche Schritte auszuführen sind. Die genetische Information in einer Leberzelle ist mit der einer Gehirnzelle identisch. Sie erfüllen aber dennoch unterschiedliche Aufgaben und produzieren spezielle Proteine, in der für sie spezifischen Menge. Sie unterscheiden sich durch Strukturen, die an den Genen oder neben den Genen lokalisiert sind. Diese Strukturen gehören zum sogenannten Epigenom. Sie entscheiden darüber, ob eine Zelle zur Leberzelle oder zur Nervenzelle wird und ob alle Strukturen an der richtigen Stelle sind. Diese epigenetischen Strukturen bestimmen also, welche Gene eine Zelle überhaupt verwenden kann und verleihen der Zelle ihre Identität.
Bis vor nicht allzu langer Zeit glaubte man an das Dogma der Gene. Doch inzwischen verdichten sich die Hinweise, dass die Aktivität der Gene auch von außen beeinflusst wird. Die Gene sind nicht starr, sondern von uns formbar. Wir können sie selbst z.B. durch unseren Lebensstil und die Ernährung ein- oder ausschalten. Sogar die Kinder und Enkelkinder können davon profitieren oder darunter leiden. Viele Studien haben das inzwischen bestätigt.

Wie und durch welche Faktoren können Gene beeinflusst werden?

Die Grundlage der Gene bildet die DNA. Diese ist für jeden Einzelnen spezifisch und jede einzelne Zelle enthält in ihrem Zellkern eine identische Kopie davon. Diese ist der Bauplan für die Proteine und regelt, in welcher Reihenfolge die Aminosäuren jeweils angeordnet werden. Ein Gen ist also ein klar definiertes Stück DNA, das den Code für ein bestimmtes Protein enthält. Es gibt noch ein Start- und ein Stop-Codon.

Damit werden Anfang und Ende einer Proteinsynthese festgelegt und die Biomoleküle wissen, wo sie mit dem Ablesen der DNA anfangen und aufhören müssen. Die erste Aminosäure ist übrigens immer Methionin.

Im Zellkern gibt es aber auch noch DNA, die nicht unmittelbar eine Funktion im Rahmen des Erbguts hat. Man hat diese DNA ursprünglich als JUNK-DNA, also als Abfall bezeichnet. Dies betraf ungefähr 90 Prozent der DNA. Es war ein verwegener Gedanke, dass die Natur bei diesen entscheidenden Vorgängen so viel Abfall produziert, und im Rahmen der Epigenetik sollte sich diese Vorstellung dann auch als falsch herausstellen.

Es gibt drei verschiedene epigenetische Mechanismen, mit denen Gene im wahrsten Sinne des Wortes ein- oder ausgeschaltet werden können.

- **Methylierungsreaktionen** Dabei werden sogenannte Methylgruppen, einfache Moleküle aus einem Kohlenstoff- und drei Wasserstoffatomen, an verschiedene Stellen der DNA angedockt und können so deren Struktur beeinflussen, beziehungsweise das Ablesen überhaupt verhindern. Diese Informationen werden dann auch bei der Zellteilung weitergegeben. Die Methylgruppen werden zum Beispiel vom Vitamin Folsäure oder der Aminosäure Methionin zur Verfügung gestellt.
- **Histonmodifikation** Die DNA einer Körperzelle besteht aus 3,3 Milliarden Bausteinen, ist etwa zwei Meter lang und auf sogenannten Histonen, am ehesten mit Spulen vergleichbar, aufgewickelt. Diese räumliche Struktur, also ob der Faden dicht oder weniger dicht gewickelt ist, kann ebenfalls durch Methylierung oder durch ähnliche andere Reaktionen beeinflusst werden.
- **RNA-Interferenz** Dabei schalten RNAs, die aus der JUNK-DNA gebildet werden, andere RNAs ab und verhindern so die Übersetzung eines Gens in ein Protein.

Einige praktische Beispiele

Zunächst lässt sich das am besten an einem Mäusemodell zeigen. Darin haben die beiden amerikanischen Forscher Randy Jirtle und Robert Waterland von der Duke University in Durham im Jahr 2003 ein Experiment mit sogenannten Agouti-Mäusen durchgeführt. Das Agouti-Gen macht die Mäuse dick, verleiht ihnen ein gelbes Fell, macht sie gefräßig und lässt sie an Diabetes und Krebs erkranken.

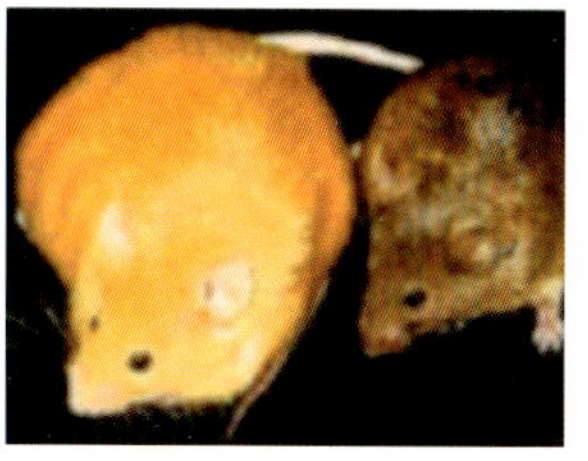

Agouti-Maus beweist, Ernährung macht gesund

Jirtl und Waterland wussten, dass am Agouti-Gen sich eine Stelle befindet, an die Methylgruppen leicht binden und dadurch das Gen abschalten können. Die beiden Forscher kamen auf die Idee, eine Gruppe trächtiger gelber Agouti-Mäuse mit Nahrungsergänzungsmitteln, die als Methylgruppenspender wirken, zu füttern. Die andere Gruppe erhielt das Futter ohne Nahrungsergänzungsmittel. Normalerweise sind die Nachkommen der Agouti-Mäuse aufgrund des Agouti-Gens dick und neigen zu Krankheiten und haben ein gelbes Fell. Doch bei den Mäusekindern aus dem Experiment mit dem Nahrungsergänzungsmittel war das anders. Sie waren klein und schlank, hatten ein braunes Fell und keine Veranlagung für Krebs und Diabetes. Die Ernährung der Mutter hatte also einen Einfluss auf das Erscheinungsbild der Nachkommen. Weitere Untersuchungen der beiden Forscher zeigten, dass bei den Mäusen, die ein braunes Fell hatten, viel mehr Methylgruppen am Agouti-Gen saßen als bei den dicken gelben Tieren. Das krankheitsauslösende Stück auf der DNA war während der Embryonalentwicklung epigenetisch ausgeschaltet worden. Der Methylierungszusatz zur Nahrung war dafür verantwortlich.

Ein weiteres Experiment mit Ratten zeigte, dass die Genexpression nicht nur während der Aufzucht durch das Muttertier beeinflusst wird, sondern dass epigenetische Veränderungen auch im späteren Leben noch möglich sind. Die Forscher verwendeten in ihren Versuchen ein Rattenmodell, in dem eine Gruppe von Rattenmüttern die Jungtiere fürsorglich durch Lecken, Putzen und Kraulen aufzog und sie dadurch Geborgenheit vermittelt bekamen. In der anderen Gruppe verhielten sich die Mütter ihren Jungen gegenüber gleichgültig.

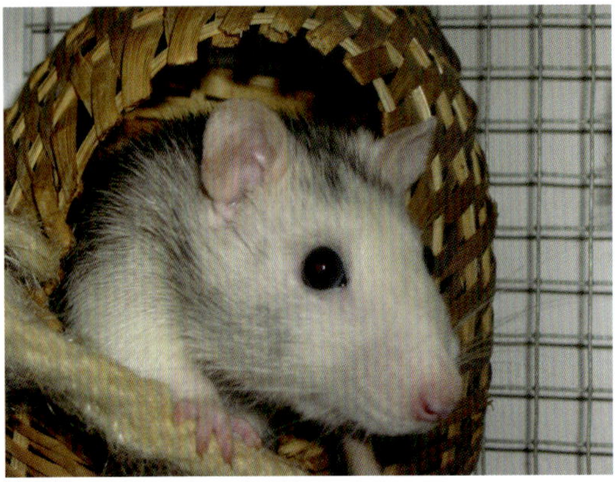

Die vernachlässigten Tiere waren durch komplizierte Zusammenhänge mit den Stresshormonen viel stressanfälliger, ängstlicher und aggressiver, konnten schlechter lernen und wiesen auch ein asoziales Verhalten auf. Die Erfahrungen in den ersten Lebenstagen haben sich durch den epigenetischen Methylierungsmechanismus zeitlebens fixiert, wenn im späteren Leben nichts anderes dazwischenkommt. Ein Nachfolgeexperiment zeigte dann, dass durch die Ernährung im späteren Leben ein epigenetischer Schalter umgelegt werden kann. Die Forschergruppe zog aus verschiedenen Versuchen den Schluss, dass eine ausreichende Versorgung mit Methionin aus der Nahrung für eine normale Gehirnentwicklung notwendig ist. Unregelmäßigkeiten in der Methylierung des Gehirns wurden mit verschiedenen neurologischen Erkrankungen, wie zum Beispiel Schizophrenie, in Zusammenhang gebracht.

Eine Forschergruppe am Max-Planck-Institut für neurologische Forschung in Köln hat 2011 gezeigt, dass übergewichtige Mäuse in ihrer Leber vermehrt eine bestimmte RNA bilden, welche bewirkt, dass Insulin seine blutzuckersenkende Wirkung nicht entfalten kann. Der Blutzuckerspiegel gerät dabei außer Kontrolle. Ein Team am Deutschen Zentrum für Neurodegenerative Erkrankungen hat 2011 eine bestimmte RNA im Hippocampus, dem Lernzentrum im Gehirn, identifizieren können. Die Wissenschaftler zeigten, dass diese RNA nach einer Lernphase über eini-

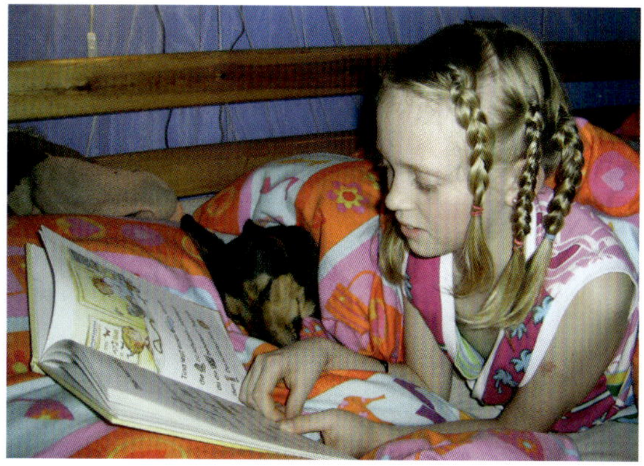

ge Stunden angereichert bleibt. Es wird vermutet, dass sie die Genprodukte, die beim Lernen gebraucht werden, wieder abschaltet. In Tierexperimenten wurde gezeigt, dass zu viel dieser RNA zu Lernblockaden führt. Ein Herabsenken konnte die Lernfähigkeit wieder steigern. Auch in Gehirnen von Alzheimer-Patienten ist diese RNA angereichert, was einen Zusammenhang mit dieser epigenetischen Steuerung vermuten lässt.

Menschen, die als Embryonen im Mutterleib einer Hungersnot ausgesetzt waren, wie z.B. im Kriegswinter 1944 in den Niederlanden, wo die Tagesration deutlich unter 1000 kcal lag, erkrankten im Verlauf des Lebens vermehrt an Herz-Kreislauf-Erkrankungen, Diabetes, Übergewicht und Brustkrebs. Im Vergleich zu den nicht von der Hungersnot betroffenen Geschwistern konnten Unterschiede im Methylierungsmuster jener Gene festgestellt werden, die für Stoffwechselerkrankungen und Wachstum zuständig sind. Der Grund dafür war, dass durch die Mangelernährung über die Nahrung nicht ausreichend Methylgruppenspender zugeführt wurden.

In der wissenschaftlichen Zeitschrift „Cell Research" hat Ende 2011 eine chinesische Forschergruppe berichtet, dass sie im Blut und in Gewebeproben aus der Leber von Versuchspersonen eine Mikro-RNA fanden, die ursprünglich aus Pflanzen stammt. Es handelt sich um die Mikro-RNA 168a, die in Reis reichlich vorhanden ist. Beim Menschen blockiert die Mikro-RNA 168a die Produktion eines Proteins, das beim Abbau von Cholesterin in der Leber beteiligt ist. Der Fund intakter Mikro-RNA im Blut und Gewebe des Menschen, die ursprünglich aus der Nahrung stammt, weist darauf hin, dass die Ernährung einen direkten Einfluss auf die Genregulation beim Menschen haben kann. Bis zu diesem Zeitpunkt nahm man an, dass pflanzliche DNA und RNA im Darm abgebaut wird. Wie die Mikro-RNA in den Blutkreislauf oder die Leber gelangt, konnte die chinesische Forschungsgruppe jedoch nicht erklären. Der Leiter der chinesischen Arbeitsgruppe Chen-Yu Zhang meint, dass die Wirkung der Heilkräuter in der Traditionellen Chinesischen Medizin (TCM) auf Mikro-RNAs beruhen könnte. Er versuchte das in einem Experiment mit Mäusen, die mit Influenza-Viren infiziert waren, zu erhärten. Die Mäuse wurden mit einem Kräuterextrakt gegen Grippesymptome gefüttert. Die Forscher fanden die Mikro-RNA im Lungengewebe der Tiere wieder, wo sie die Produktion eines für die Vermehrung von Viren wichtigen Proteins blockierte und so den Ausbruch der Grippe verhinderte. Offenbar können Genregulatoren aus Pflanzen, die wir mit der Nahrung aufnehmen, Zellvorgänge im menschlichen Körper kontrollieren. Nahrungsmittel sind daher zweifellos mehr als nur Energielieferanten.

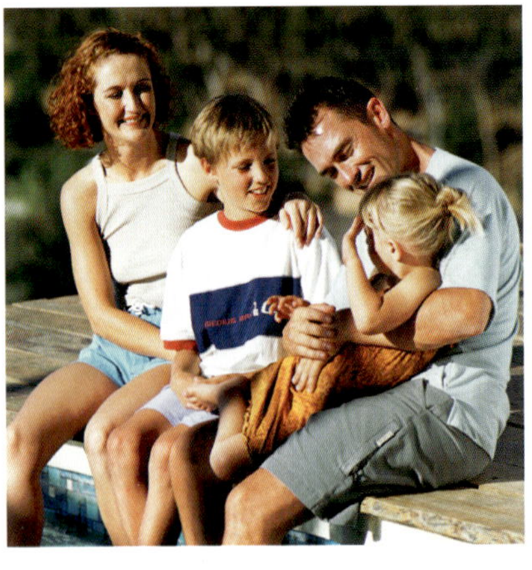

Wie wichtig eine gute Ernährung ist und welche positiven Auswirkungen sie sogar für unsere Nachkommen hat, zeigt ja auch das Agouti-Mausmodell. Es weist darauf hin, wie wichtig Nahrungsmittel mit Methylgruppenspendern sind. Also Nahrungsmittel, die genügend Methionin, Betain, Cholin und Folsäure enthalten und auch reich an Vitamin B_6 und B_{12} sowie Zink sind. Letztere sind Hilfsstoffe, die eine Methylierung am Erbgut erst möglich machen. Es ist doch eine wunderbare Nachricht, dass wir viel für unsere und unserer Kinder Gesundheit tun können und nicht unseren Genen schicksalhaft ausgeliefert sind. Die Forschung steht hier noch am Anfang. Wir können durch einen guten Lebensstil dafür sorgen, dass unser epigenetisches System gut funktioniert und gute Signale erhält. Ausreichend Bewegung, ein aufrechtes Leben mit guten sozialen Beziehungen und eine vernünftige Ernährung sind die Basis dafür.

Verdauung und Stoffwechsel

Begleiten wir nun all diese Nährstoffe auf ihrem Weg durch unseren Körper und beleuchten wir in Kürze das faszinierende Zusammenspiel unendlich vieler Funktionen, die es möglich machen, dass unser Organismus aus einer Mahlzeit Energie gewinnt, neue Strukturen aufbaut und alle Lebensvorgänge abwickelt.

Begleiten wir nun die Nährstoffe auf ihrem Weg durch den Verdauungstrakt. Das Ziel ist, Moleküle zu bilden, die durch die Darmwand aufgenommen werden können und somit dem Organismus für weitere Aufgaben zur Verfügung stehen.

Noch bevor wir Essen zu uns nehmen, wird unser Verdauungssystem schon durch den Geruch, Geschmack oder sogar schon durch das Darandenken auf seine Aufgabe eingestimmt. Die Speichel-Sekretion wird angeregt, alle kennen den Ausdruck: „Es läuft einem das Wasser im Mund zusammen". In diesem Stadium wird aber auch bereits die Magensaft-Sekretion angeregt.

Als erstes gelangt unsere Nahrung in die

Mundhöhle. Dort wird sie einmal mit Hilfe der Zähne grob mechanisch zerkleinert. Drei kleine Drüsenpaare sondern, über den Tag verteilt, bis zu 1,5 Liter Speichel ab. Dieser Speichel dient einerseits dazu, die Speisen zu befeuchten, um sie gut weiterbefördern zu können, und enthält andererseits bereits die ersten Verdauungsenzyme. Genauer gesagt, sind es zwei: Die Amylase, die bereits Kohlenhydrate spalten kann, und eine Lipase, die die ersten Schritte der Fettverdauung einleitet. Alle kennen die Beobachtung, dass zum Beispiel das längere Kauen eines Stückes Weißbrot zu einem immer süßeren Geschmack führt. Das kommt dadurch zustande, dass bereits in der Mundhöhle die Kohlenhydrate zu Zuckern abgebaut werden. Der Rat, das Essen nicht hinunterzuschlingen, sondern gut zu kauen, ist also wirklich sehr sinnvoll. Als Nächstes kommt dann der Speisebrei in die

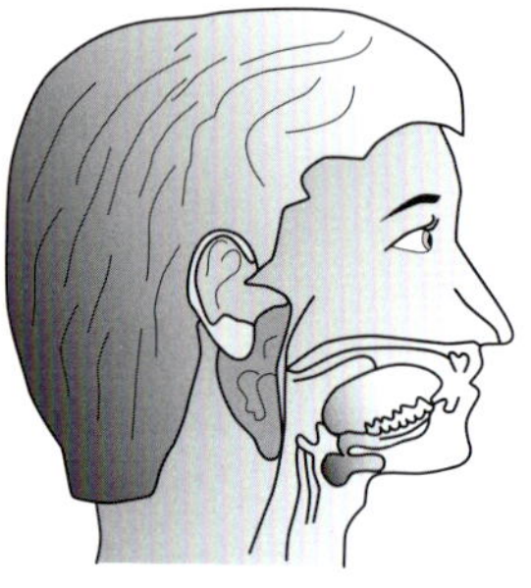

Speiseröhre. Dieser Name ist etwas irreführend, da es sich nicht um eine starre Röhre handelt, sondern um ein ca. 25 cm langes Gebilde aus Muskelfasern, das von einer Schleimhaut ausgekleidet ist. Durch aktive Muskelkontraktionen wird nun der Speisebrei mit einer Geschwindigkeit von ca. fünf cm pro Sekunde zum

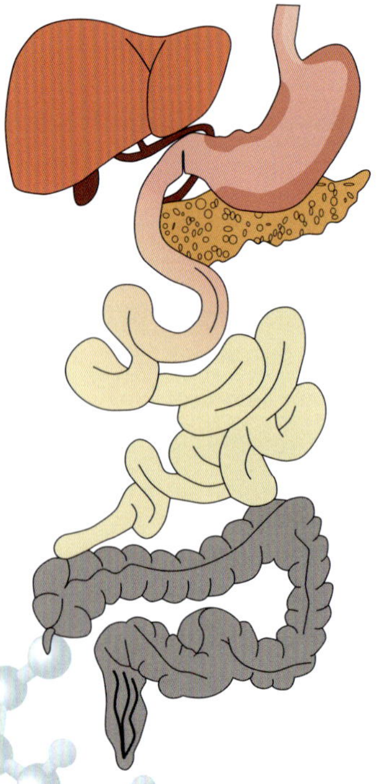

Magen weitergeleitet. Dort schlägt dann die Stunde der Proteine. Es wartet ein sehr saures Milieu auf den Speisebrei. Dabei handelt es sich um eine wirklich starke Säure, sodass im Magen ein sehr niedriger pH-Wert von 1 vorherrscht. Dadurch werden einerseits Mikroorganismen abgetötet und auf diese Art Infektionen verhindert und andererseits Proteine in einem dem Kochen vergleichbaren

Vorgang denaturiert. Sie können danach durch das Enzym Pepsin aufgespaltet werden. Denaturieren bedeutet, dass die Sekundär- und Tertiär-Strukturen, aber noch nicht die Aminosäuren-Sequenzen aufgebrochen werden. Die Enzyme brauchen ebenfalls dieses saure Milieu, um wirksam werden zu können. Die Magenschleimhaut ist so beschaffen, dass sie normalerweise durch dieses saure Milieu nicht angegriffen wird. Daraus ergibt sich, dass ein unkritischer Einsatz von Basenpulvern der Gesundheit des Verdauungstraktes nicht immer förderlich sein muss. Wird zum Beispiel dieses Basenpulver unmittelbar vor oder nach dem Essen eingenommen, kann dadurch der pH-Wert in Richtung basisch so weit verschoben werden, dass die Proteinverdauung nicht ordentlich in Gang kommt und die Proteine dann nicht ausreichend aufgespaltet werden können.

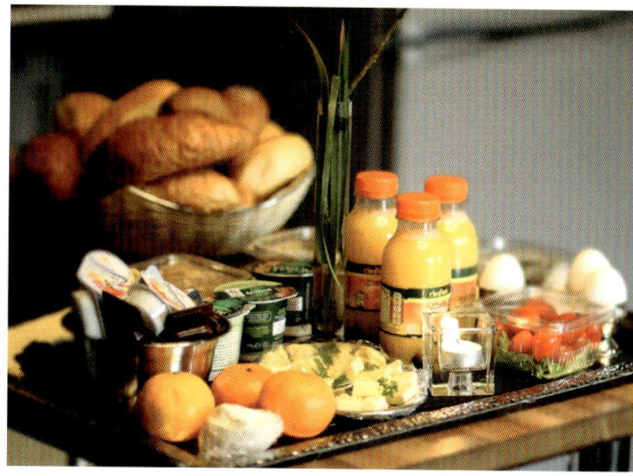

Ausnahmen bilden natürlich Zustände, wo zu viel Magensäure produziert wird und dies zu Beschwerden führt (Sodbrennen, Gastritis).
Alkohol ist übrigens nahezu die einzige Substanz, die direkt über die Magenwand aufgenommen werden kann.
Am Ende des Magens regelt ein Schließmuskel, der Pylorus, den Durchtritt des Speisebreis in den

Dünndarm. Dieser ist für die weitere Aufschließung und für die Aufnahme der Nahrung in den Organismus zuständig und ein wahrhaft erstaunliches Organ. Er ist ca. drei m lang. Seine Oberfläche ist aber durch Millionen von Ausstülpungen, die sogenannten Darmzotten, auf ca. 500 m² angewachsen. Es gibt sogar mathematische Berechnungen, die 2.000 m² Oberfläche annehmen. Er ist unser größtes Immunorgan und

enthält drei Viertel aller Abwehrzellen und 100 Millionen Nervenzellen. Diese Zahl ist höher als im Rückenmark. Diese Nervenzellen bilden eine wirklich solide Grundlage für das sogenannte „Bauchgefühl" und erklären auch die verschiedenen Empfindungen bei diversen Emotionen, von den „Schmetterlingen" bis zur Wut im Bauch.
Bei einem 75-jährigen Menschen wurden ca. 30 Tonnen Nahrung und 50.000 Liter Flüssigkeit verarbeitet. Ein gesundes Darmmilieu beherbergt zudem noch ca. 400 verschiedene Darmbakterien.

Der erste Teil des Dünndarms heißt
Zwölffingerdarm. Dort münden die Ausführungsgänge von Gallenblase und Bauchspeicheldrüse ein. Aus der Gallenblase kommt die Gallenflüssigkeit, die in der Leber gebildet wird und die für die Aufschließung von Fetten notwendig ist. Aus der Bauchspeicheldrüse werden Enzyme für die Verdauung sämtlicher Nährstoffe bereitgestellt. Trypsin spaltet Proteine, Lipase die Fette und die Amylase Kohlenhydrate.

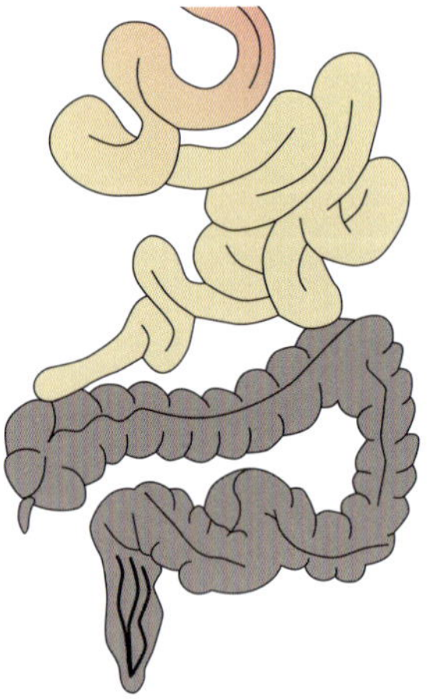

Im weiteren Verlauf des
Dünndarms werden dann die aufgeschlossenen Nährstoffe durch die Schleimhaut in das Blut aufgenommen und als erstes durch die Leber transportiert. Dort wird das Blut gefiltert und entgiftet. Außerdem finden dort viele lebenswichtige Stoffwechselvorgänge statt.
Der mehr oder weniger unverwertbare Rest gelangt dann in den

Dickdarm. Dort werden dem Speisebrei noch Wasser und Mineralstoffe entzogen. Der Rest, zum Beispiel Ballaststoffe, wird zu Stuhl eingedickt und im

Enddarm so lange gespeichert, bis durch mechanische Dehnung über das Gehirn ein Signal zum Entleeren des Darms gegeben wird.

Nachdem die Verdauung nun abgeschlossen ist, stehen dem Organismus zahlreiche Substanzen zur Verfügung, die sein Überleben sichern sollen. Dazu wird einerseits Energie benötigt und andererseits muss für den Erhalt und Aufbau der Strukturen gesorgt werden.
Wie geschieht dies? Wie gewinnt der Körper aus Traubenzucker Energie, oder wie baut er aus nur wenigen Aminosäuren tausende von hochkomplexen Strukturen auf?
Tauchen wir nun ein in die Welt des Stoffwechsels, die übrigens trotz enormer Fortschritte von Medizin und Naturwissenschaften noch immer nicht bis in die letzten Geheimnisse erforscht ist.

Noch einmal zur Erinnerung:
Die Nährstoffe dienen einerseits der Gewinnung jener Energie, die wir für das Überleben brauchen. Dafür können sowohl Kohlenhydrate als auch Fette und Proteine herangezogen werden.
Die zweite Aufgabe der Nährstoffe ist der Aufbau der Körperstrukturen. Dies übernehmen zum allergrößten Teil die Proteine und in wenigen Belangen auch die Fette.

Prinzipiell unterliegen lebende Strukturen einem ständigen Auf- und Abbau. Diese beiden Vorgänge befinden sich im Idealfall im Gleichgewicht. Den Abbau bezeichnet man auch als Katabolismus, den Aufbau als Anabolismus.
Katabolismus ist also der Abbau von Molekülen zwecks Energiegewinnung.
Anabolismus ist der Stoffwechselweg, wo Moleküle aufgebaut werden. Diese beiden Vorgänge greifen laufend ineinander, indem die Energie, die beim Katabolismus gewonnen wird, für den Aufbau neuer Moleküle verbraucht wird.

Zur Illustration dieser extrem komplexen Vorgänge ein paar Zahlen:

- 2,5 Mio rote Blutzellen/sec
- 1000 Spermien/sec
- Urlaubsbräune verschwindet nach spätestens vier Wochen, das bedeutet, dass die Haut erneuert ist
- Alle 20 Tage sind alle Zellmembranen erneuert
- Finger- und Zehennägel brauchen ca. 150 Tage vom Nagelbett bis zur Spitze
- Die Schleimschicht der Nase wird innerhalb von zehn Stunden erneuert
- Die ca. 25 Mio. Riechzellen der Nase leben einen Monat lang
- Mundschleimhaut erneuert sich jede Woche
- Alle zwei Tage ist die oberste Schicht des Dünndarms neu
- Ein Haar wächst 0,35 mm/Tag und lebt zwei bis sechs Jahre
- Leberzellen leben im Durchschnitt 150 Tage
- Die Kraftwerke der Zelle, die Mitochondrien, leben ca. zehn Tage
- Sogar im starren Knochen überleben die Zellen nur 200 Tage.

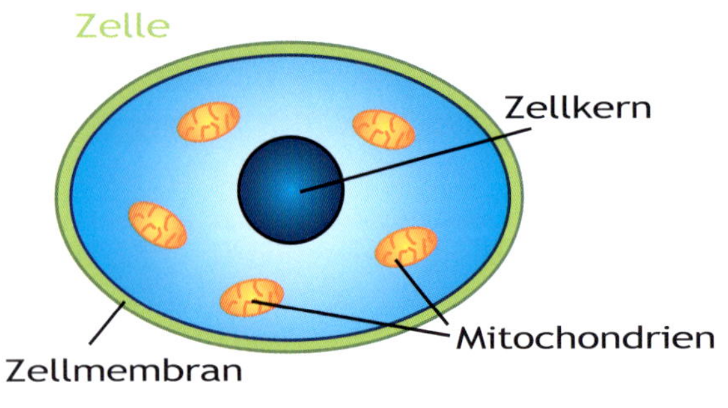

Bei den Fettzellen war sich die Wissenschaft nicht sicher, ob und wenn ja in welchem Zeitraum diese Zellen erneuert werden. Seit den 60er Jahren des vorigen Jahrhunderts weiß man: neun Prozent der Fettzellen erneuern sich jährlich. Diese Erkenntnisse konnte man gewinnen, indem man untersuchte, wie viel radioaktiver Kohlenstoff im Fettgewebe von Personen, die vor den Atomversuchen dieser Zeit geboren worden waren, noch nachweisbar war.

Energiegewinnung

Energie wird in den Mitochondrien erzeugt. Dies sind die Kraftwerke jeder einzelnen Zelle. Dort laufen alle Fäden zusammen.
Ausdruck und Einheit dieser Energie ist das ATP, dies ist der universale Energieträger für den Organismus. In welch ungeheurer Dimension diese Vorgänge ablaufen, ist nahezu unvorstellbar. Man kann davon ausgehen, dass täglich ca. die Menge ATP, die dem Körpergewicht entspricht, umgesetzt wird.
Die Energiegewinnung kann entweder mit oder ohne Sauerstoff erfolgen. Die Variante mit Sauerstoff findet in den Mitochondrien, den „Kraftwerken" der Zelle, über die sogenannte Atmungskette statt und ist ungleich effizienter als die Verarbeitung ohne Sauerstoff (Abbau zu Laktat, also Milchsäure). Bei der Variante mit Sauerstoff wird genau 16 Mal mehr Energie erzeugt. Allerdings geht es rascher als über die Atmungskette.
Die Energiegewinnung ohne Sauerstoff ist also eher eine Art Notprogramm. Einige Zellen sind aber darauf angewiesen: die Gehirnzellen, Spermien, rote Blutkörperchen, aber auch schnellwachsende Tumorzellen.

Welche Substanzen kann der Organismus zur Energiegewinnung nutzen?

Kohlenhydrate

Der Organismus hat verschiedene einfache Zucker-Moleküle durch die Darmwand geschleust und zur Leber transportiert. Diese Zucker sind

- Fruktose (Fruchtzucker),
- Galaktose (ein Teil des Milchzuckers),
- Glukose (Traubenzucker).

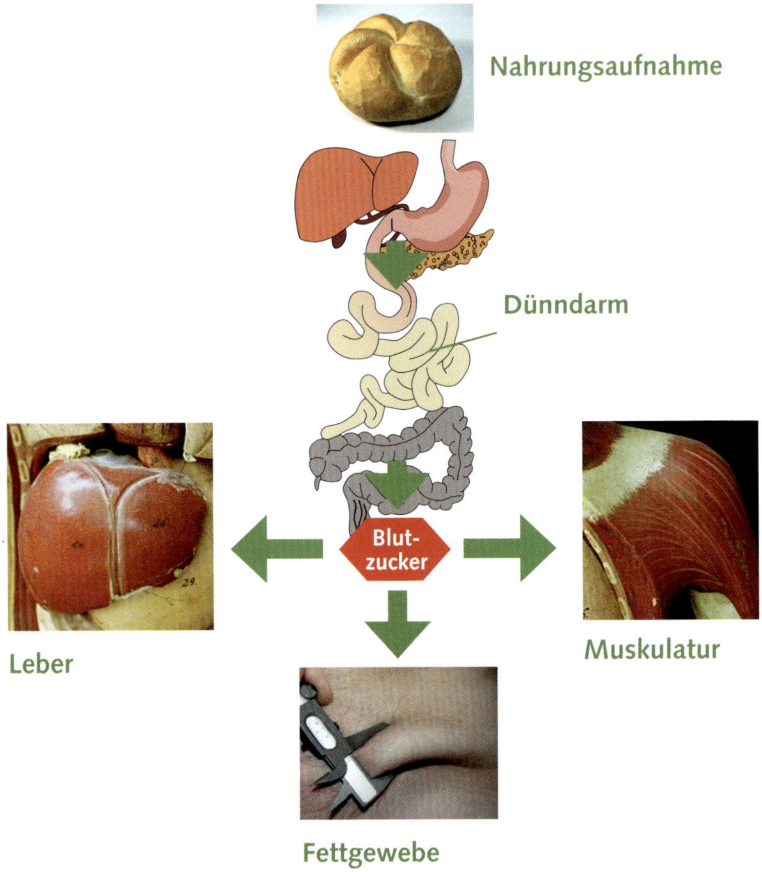

Da der Körper davon ausschließlich Glukose zur Energiegewinnung nutzen kann, müssen auch Fruktose und Galaktose zu Glukose umgebaut werden.
Diese Glukose kann entweder bei Bedarf sofort zur Energiegewinnung genutzt oder als Glykogen in Leber und Muskeln gespeichert werden.
Zwei Drittel des vorhandenen Glykogens sind im Muskel gespeichert, das ausschließlich für die Muskelarbeit verwendet wird.
Das restliche Drittel befindet sich in der Leber. Von dort aus werden alle anderen Organe mit Glukose versorgt, insbesondere das Gehirn.

Diese Energie steht dem Organismus rasch zur Verfügung und reicht bei normaler Belastung für einen Tag. Bei hoher Belastung, also zum Beispiel bei sportlicher Betätigung, wird dieselbe Menge Glykogen je nach Trainingszustand in ein bis zwei Stunden verbraucht. Wenn die Glykogen-Speicher voll sind, aber noch Kohlenhydrate zur Verfügung stehen, wird Energie für Notzeiten im Fettgewebe gespeichert.

Fette

Die Fette werden nach ihrem Durchtritt durch die Darmwand über die Lymphe transportiert. Für die eigentliche Energiegewinnung werden die Fettsäuren verwendet. Diese werden in die Zellkraftwerke, die Mitochondrien, eingeschleust.
Da Fette pro Volumseinheit den höchsten Brennwert haben, eignen sie sich natürlich bestens als Speichermedium. In früheren Zeiten überlebensnotwendig, heutzutage ein Gesundheitsproblem.

Proteine

Proteine werden hauptsächlich zum Aufbau neuer Strukturen verwendet. Sie können in Notzeiten aber auch zur Energiegewinnung herangezogen werden.
Das ist das letzte Aufgebot zwecks Energiegewinnung. Dafür sind Kohlenhydrate und Fette besser eingesetzt, weil diese beiden ja, im Gegensatz zu Proteinen, über Speicher im Körper verfügen. Für Proteine gibt es keinen Speicher. Der Organismus kann aber auch aus Proteinen Glukose erzeugen, die ja für die Versorgung des Gehirns unabdingbar ist. Wenn von außen nicht ausreichend Nährstoffe zugeführt werden, kann der Organismus zur Not auch auf bestehende Strukturen zurückgreifen. Da wird zum Beispiel Muskulatur abgebaut, um dann die so freigewordenen Aminosäuren in Glukose zu verwandeln, die dann ihrerseits die Versorgung des Gehirns sicherstellt.

Die Rolle einiger weniger Hormone im Rahmen der Energiegewinnung

Hormone sind chemische Botenstoffe, die von bestimmten Drüsen gebildet und an den Blutstrom abgegeben werden, um dann an den entsprechenden Zielorganen die ihnen entsprechende Wirkung zu entfalten. Wir werden jetzt die Rolle einiger, für den Stoffwechsel wichtiger, Hormone näher beleuchten.

Schilddrüsenhormone

Die Schilddrüsenhormone sind für die Regulierung des Energiehaushalts verantwortlich. Das bedeutet, dass sie den Grundumsatz steuern. Als Grundumsatz ist die Energiemenge definiert, die der Organismus zur Aufrechterhaltung der Körperfunktionen bei absoluter Ruhe braucht. Dazu gehört natürlich auch die Aufrechterhaltung einer konstanten Körpertemperatur. Mit zunehmender körperlicher Betätigung steigt dementsprechend der Grundumsatz und auch der Kalorien- bzw .Joule-Bedarf an.
Grundumsatz: 6000–7000 kJ pro Tag
Leichte körperliche Arbeit (Büroarbeit): 7200–8400 kJ pro Tag
schwere körperliche Arbeit (auch Sport): Grundumsatz und 800–1000 kJ pro Stunde Betätigung

Insulin

Es wird in der Bauchspeicheldrüse gebildet und ihm obliegt die Kontrolle des Blutzucker-Spiegels. Es ist das einzige Hormon, das den Blutzucker-Spiegel senken kann und spielt dementsprechend eine sehr wichtige Rolle im Energiehaushalt.

Wenn der Blutzucker-Spiegel steigt, wird vermehrt Insulin ausgeschüttet. Dieses fördert den Glukose-Eintritt in die Zelle, wo diese dann für die Energiegewinnung zur Verfügung steht. Das Gleiche gilt für die Aminosäuren, der Fettabbau wird gehemmt. Alle, außer Gehirn- und Nervenzellen, sind darauf angewiesen, dass Insulin die Bereitstellung von „Zellnahrung" bewirkt.
Sollte durch übereifrige Insulin-Tätigkeit der Blutzucker-Spiegel zu weit absinken und in weiterer Folge die Versorgung der Zellen gefährdet sein, tritt ein Gegenspieler auf den Plan.

Glukagon

Glukagon erhöht den Blutzucker-Spiegel, in dem es die Zucker-Reserven, das Glykogen, mobilisiert und die Zucker-Neubildung in der Leber stimuliert.

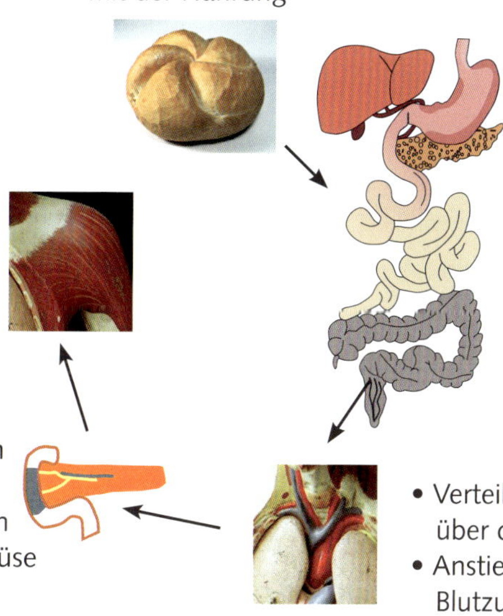

Wie funktioniert der Aufbau neuer Strukturen?

Kohlenhydrate

Kohlenhydrate haben am Aufbau der Körperstrukturen den geringsten Anteil von allen Nährstoffen.
In Zusammenarbeit mit Proteinen oder Fetten haben sie verschiedene Aufgaben. Zum Beispiel sind sie als freies Ende an der Außenwand der Zellmembranen vorhanden und dienen dort als „Erkennungsmerkmal" der Zellen untereinander. Eine Hautzelle erkennt die andere als verwandt und begibt sich mit ihr in einen Verband und bildet ein bestimmtes Gewebe. Eigenständige Strukturen bilden die Kohlenhydrate zumindest bei den Säugetieren und Menschen nicht.
Anders bei den Pflanzen oder Insekten: Dort haben die Kohlenhydrate einen großen Anteil an den Zellmembranen und bilden eine starre, starke Wand.

Fette

Die Fette haben, im wahrsten Sinne des Wortes, tragende Aufgaben in den circa 70 Billionen Zellen des menschlichen Organismus: Sie bilden einen wesentlichen Teil der Zellmembranen, also der Zellgrenzen. Sie sind nicht wasserlöslich und dadurch eine natürliche Schranke für Wasser und bestimmte Ionen. Sie sind auch, gemeinsam mit Proteinen, die Wächter der Pforten für den Einstrom verschiedener Stoffe.
Das System ist, wie alles in der Natur, von einer wunderbaren Perfektion. Die waaserabweisenden Enden dieser Fette bilden ein festes Gerüst, während die Oberfläche durch Proteine wasserlöslich gemacht wird. Durch diesen wasserabweisenden Anteil gibt es mit Proteinen ausgekleidete Kanäle. Was so selbstverständlich erscheint, wurde erst Ende des letzten Jahrtausends entdeckt und 2003 mit dem Nobelpreis für Chemie belohnt.

Zu den Fetten wird auch das in letzter Zeit in Verruf geratene Cholesterin gerechnet. In Verruf deswegen, weil die dafür vorgesehenen Transportvehikel Probleme in den Gefäßen verursachen können.
Das Cholesterin selbst ist neben seinen Aufgaben in der Zellmembran auch ein wichtiger Ausgangsstoff für einige Hormone. Dazu zählen die weiblichen und männlichen Geschlechtshormone und die Hormone der Nebenniere. Auch die Gallensäuren, die ja ihrerseits für die Fettverdauung unabdingbar sind, werden aus Cholesterin gebildet.

Zellmembran

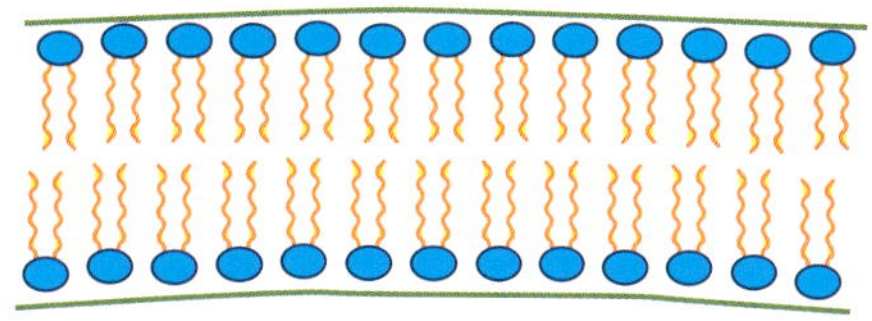

Proteine

Jetzt schlägt die Stunde der Proteine, deren Hauptaufgabe der Aufbau und Erhalt der Strukturen ist. Genauer gesagt: der Aminosäuren, die ja die Bausteine der Proteine sind. Nahezu alle Strukturen des Körpers sind aus Aminosäuren aufgebaut. Knochen, Knorpel, Muskeln, Haare, Haut, Nägel, Bindegewebe, alle Enzyme, ein Großteil der Hormone, Botenstoffe im Gehirn, Immunglobuline; um nur einige zu nennen. Diese Strukturen unterliegen einem ständigen Auf- und Abbau. Dies funktioniert, etwas vereinfacht, folgendermaßen.

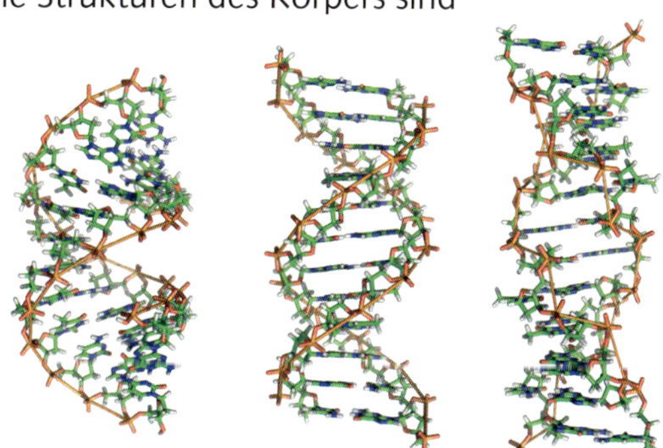

A-DNA, B-DNA und Z-DNA

Im Zellkern jeder einzelnen Zelle ist eine identische Kopie der DNA, des Trägers der Erbsubstanz, vorhanden. Darin ist die Bauanweisung für alle Eiweißkörper festgelegt. Diese Information wird dann auf eine RNA kopiert. Eine RNA ist eine halbe DNA, also nur ein Strang der berühmten Doppelhelix.
Diese RNA verlässt daraufhin den Zellkern und dient dann in weiterer Folge als Vorlage für ein neues Protein.

Die Autoren

Jürgen Spona

Nach seinem Chemiestudium verbrachte Univ.-Prof. Dr. Jürgen Spona über zwei Jahre als Research Associate an den renommierten amerikanischen Universitäten Princeton University, NJ, Penn State University, PA und Cornell Medical Center, NY. Danach übernahm er die Leitung des Hormonlaboratoriums an der damaligen I. Universitäts-Frauenklinik Wien und gründete das Ludwig-Boltzmann-Institut für zelluläre Endokrinologie. Seine wissenschaftliche Tätigkeit hat er in mehr als 450 Publikationen dokumentiert. Er ist Professor emeritus der Med.-Uni Wien.

Ingrid Spona

Medizinerin, Studium an der Universität Wien, Allgemeinpraxis in Wien. Ärztekammer-Diplome für Akupunktur und Homöopathie, zusätzlich weitere Ausbildungen in komplementärer Medizin und zum klinischen Prüfarzt, intensive Beschäftigung mit Ernährung und insbesondere Aminosäuren seit 15 Jahren.

Literaturverzeichnis

LOGI-Methode. Glücklich und schlank.
Dr. Nicolai Worm
Systemed Verlag 2009

Mehr vom Sport!
Clifford Opoku-Afari, Dr. Nicolai Worm Heike Lemberger
Systemed Verlag 2009

Prescription for Nutritional Healing
Phyllis A. Balch: Avery 2006

Amino Acids & Proteins for the Athlete
Mauro di Pasquale
CRC Press 2007

Modern Nutrition in Health&Disease
Shils, Shike, Ross
Lippincott, Williams & Wilkins 2006

Anti Aging-Manual
Joseph B. Marion 2003

The Healing Nutrients Within
Eric Braverman 2003

Forever Young
Ulrich Struntz
GU 2003

Der zweite Code
Peter Spörck
Rowohlt 2009

Bausteine des Lebens
Felicitas Reglin
Ralf Reglin Verlag 2003

Fit Forever-3 Säulen für Ihre Leistung
Dr. Michael Spitzbart
WESSP 2001

Ernährungsmedizin
Kurt Widhalm
Verlagshaus der Ärzte 2009

Eine kleine Auswahl an wissenschaftlichen Studien

Barclay A.W. et al.: Glycemic index, glycemic load, and chronic disease risk – a meta-analysis of observational studies (Am J Clin Nutr 2008)

Bohé J. et al.: Human Muscle Protein Synthesis is Modulated by Extracellular, Not Intramuscular Amino Acid Availability: A Dose-Response Study (American Journal of Nutrition 2000)

Bohé J. et al.: Human Muscle Protein Synthesis is Modulated by Extracellular, Not Intramuscular Amino Acid Availability: A Dose-Response Study (J Physiol 2003)

Borgonha S. et al.: Threonine requirement of healthy adults, derived with a 24-h indicator amino acid balance technique (J Nutr 2006)

Dong J.Y., Qin L.Q.: Dietary glycemic index, glycemic load, and risk of breast cancer: meta-analysis of prospective cohort studies (Breast Cancer Res Treat 2011)

Fiatarone M. et al.: Exercise Training and Nutritional Supplementation for Physical Frailty in Very Elderly People (N Engl J Med 1994)

Greene P. et al.: Pilot 12-week feeding weight-loss comparisons: low-fat vs low-carbohydrate (ketogenic) diets (Obes Res 2003)

Ille R., Spona J., Zickl M., Hofmann P., Lahousen Th, Dittrich N., Bertha G., Hasiba K., Mahnert F.A., Kapfhammer H.-P.: "Add-On"-therapy with an individualized preparation consisting of free amino acids for patients with a major depression (Arch Psychiatry Clin Neurosci 2007)

Kurpad A.V. et al.: Branched-Chain Amino Acid Requirements in Healthy Adult Human Subjects (Journal of Nurtrition 2006)

Li P. et al.: Amino acids and immune function Review Article (British Journal of Nutrition 2007)

Linssen A.M.W. et al.: Effects of tyrosine/phenylalanine depletion on electrophysiological correlates of memory in healthy volunteers (J Psychopharm 2011)

M Leyton et al.: Effects on mood of acute phenylalanine/tyrosine depletion in healthy women (Neuropsychopharmacology 2000)

Millward D.J.: Macronutrient Intakes as Determinants of Dietary Protein and Amino Acid Adequacy (JN 2004)

Paddon-Jones D. et al.: Amino acid ingestion improves muscle protein synthesis in the young and elderly (American Journak Physiology 2004)

Park J.Y. et al.: Dietary taurine intake, nutrients intake, dietary habits and life stress by depression in Korean female college students: a case-control study (J Biomed Sci 2010)

Pasiakos S.M. et al.: Acute Energy Deprivation Affects Skeletal Muscle Protein Synthesis and Associated Intracellular Signaling Proteins in Physically Active Adults (American J Nut 2010)

Pencharz P.B. et al.: Aromatic Amino Acid Requirements in Healthy Human Subjects (JN 2007)

Sathyanarayana Rao T.S. et al.: Understanding nutrition, depression and mental illnesses (Indian J Psychiatry 2008)

Sekhar R. et al.: Deficient synthesis of glutathione underlies oxidative stress in aging and can be corrected by dietary cysteine and glycine supplementation (Amer Journal Nutr 2011)

Walker D.K. et al.: Exercise, amino acids, and aging in the control of human muscle protein synthesis (Med Sci Sports Exerc 2011)

Wu G. et al.: Functional Amino Acids in Growth, Reproduction, and Health (AdvNutr 2010)

Wu G., Meininger C.J.: Arginine Nutrition and Cardiovascular Function (JN 2000)

Abbildungsverzeichnis

Andrea Malek: Seite 150, 152, 154, 156 (Grafik), 159 (Grafik), 161 oben
Atomic Ski: Seite 97
Aza Toth (Wikipedia): Seite 19
DigitalVision: Seite 63, 122
Jürgen Spona: Seite 145, 161 unten
Lisa Hahsler: Seite 120
Thomas Widhalm: Seite 93, 95
Otto Schmut: Seite 78
Peter Podpera: Seite 13
PhotoAlto: Seite 59, 75, 101, 114, 115, 141, 148
PhotoDisc: Seite 66, 73
Pinguin.tk (Wikipedia): Seite 18
Wikipedia: Seite 161 unten
www.pixelio.de: Seite 23 (birgitH), 25 (Marion Löffler), 29 (wrw), 30 (oben: Grace Winter, unten: Birgit H.), 32 (sabine meyer), 37 (Sandra K.), 40 (Andreas Reuter), 44 (Rainer Sturm), 46 (gino73), 48 (Joachim Berga), 50 (Johanna Bieber), 52 (Ferdinand Lacour), 53 (Harry Hautumm), 54 (s.media), 57 (günther gumhold), 61 (Paul-Georg Meister), 62 (s.media), 64 (s.media), 67 (Petra Bork), 70 (twinlili), 71 (Claus Bünnagel), 72 (twinlili), 74 (R. B.), 77 (Mikhael Timofeev), 79 (oben: sassi, unten: Stefanie Hofschläger), 81 (Maria Lanznaster), 83 (Benjamin Thorn), 85 (Corinna Dumat), 86 (zicke yasmin), 89 (Helmut Wegmann), 98 (Monika Torloxten), 99 (Gerd Altmann), 102 (sigrid rossmann), 113 (oben: Johannes Heide, unten: JoSchu), 117 (Uwe Steinbrich), 129 (Benjamin Thorn), 131 (Halina Zaremba), 132 (R. B.), 136 (Petra Bork), 139 (Stephan N.), 140 (Marko Greitschus), 146 (Andreas Bender), 147 (M. Muchow), 151 (Helene Souza), 156 (oben: Peter Smola, links und rechts: Jörg Klemme, Hamburg, unten: Dieter Schütz), 159 (oben: Peter Smola, links und rechts: Jörg Klemme, Hamburg)

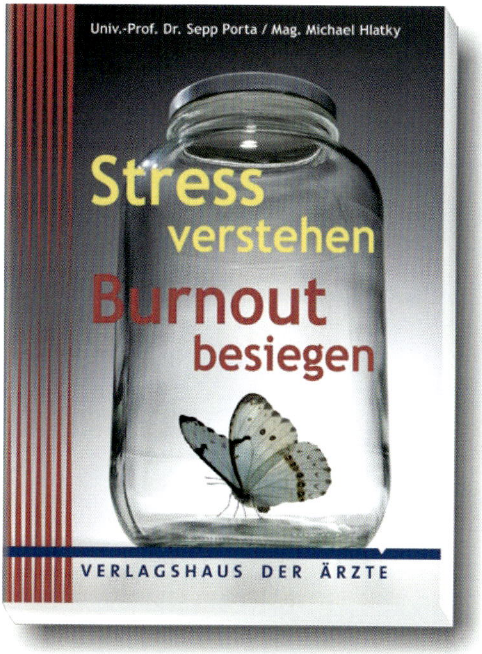

160 Seiten, zahlr. Farbabb.,
Format 16,5 x 22 cm, brosch.,
ISBN 978-3-902552-43-3
14,90 EUR

Sepp Porta / Michael Hlatky

Stress verstehen - Burnout besiegen

Dauernde Anspannungen mit zu wenigen Pausen führen nicht nur zum psychisch bedingten Aufgeben und Sichfallenlassen. Es sind auch durchaus greifbare Energiedefizite zu verzeichnen, die Körper und Zentralnervensystem systematisch schwächen und über diesen Weg Urteilsfähigkeit und Vorausplanung einschränken. Dieses Buch soll anhand von meist neuen Untersuchungen die jüngste These erklären, dass beherrschbarer Stress eigentlich nichts anderes ist als die erfolgreiche Vorbereitung des Organismus auf die nächste Belastung und somit per se nichts Negatives ist. Stress ist vielmehr wichtig und gehört zum Leben, allerdings kann ständiger Stress und die damit verbundene Reizüberlastung zu Burnout führen. Das positive Nutzen von Stress führt aus dieser Falle wieder heraus.

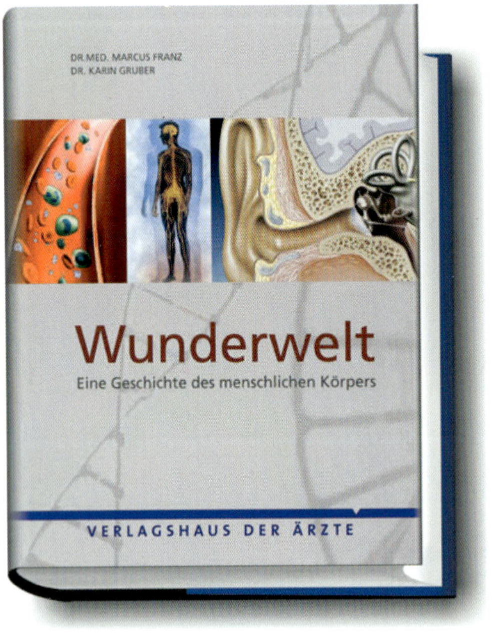

224 Seiten, zahlr. Farbabb.
Format 16,5 x 24 cm, Hardcover,
ISBN 978-3-902552-13-6
19,90 EUR

Marcus Franz / Karin Gruber

Wunderwelt

Eine Geschichte des menschlichen Körpers

Ständig stoßen wir auf Details aus unserem Körper. Und immer wieder müssen wir dann feststellen, dass wir eigentlich nicht wissen, was das eine mit dem anderen zu tun hat oder wie das alles überhaupt zusammenhängt.
Dieses Buch bietet einen Überblick über den menschlichen Körper und wie er als Ganzes funktioniert. Es eignet sich zum Nachschlagen ebenso wie zum Schmökern. Die verschiedensten alltäglichen Phänomene werden beleuchtet, wobei sich immer wieder herausstellt, dass hinter den selbstverständlichsten Dingen die faszinierendsten Mechanismen stecken können.
Wir sind eben alle Wunder.